Aterosclerosi

Francesco Broccolo

Aterosclerosi

Eziopatogenesi, prevenzione e trattamento

Presentazione a cura di
Gianfranco Parati
Giancarlo Cesana

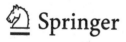 Springer

Francesco Broccolo
Dipartimento di Medicina Clinica e Prevenzione
Università degli Studi Milano-Bicocca
Monza

Con la collaborazione di
Francesco Formica
Ricercatore Università degli Studi di Milano-Bicocca
Dirigente Medico U.O. di Cardiochirurgia
A.O. San Gerardo di Monza

Andrea Giuliano
Dipartimento di Cardiologia
Ospedale S. Luca, IRCCS,
Istituto Auxologico Italiano
Milano

Michele Augusto Riva
Centro di Studio e Ricerca sulla Sanità Pubblica (CeSP)
Università degli Studi di Milano-Bicocca
Monza

ISBN 978-88-470-1411-4   e-ISBN 978-88-470-1412-1

DOI 10.1007/978-88-470-1412-1

© Springer-Verlag Italia 2010

9 8 7 6 5 4 3 2 1

Layout copertina: Ikona s.r.l., Milano

Impaginazione: Graphostudio, Milano
Stampa: Grafiche Porpora, Segrate (MI)
Stampato in Italia

Springer-Verlag Italia S.r.l., Via Decembrio 28, I-20137 Milano
Springer fa parte di Springer Science+Business Media (www.springer.com)

A Lisa e Caterina

Presentazione

L'aterosclerosi rappresenta la principale causa di morbilità e mortalità nei Paesi sviluppati. Ma il problema sembra lentamente estendersi anche ai Paesi in via di sviluppo nei quali, con l'aumento della età media delle popolazioni e il diffondersi di stili di vita "occidentali" (fumo, alcool, inquinamento e dieta incongrua) le malattie a patogenesi cronico-degenerativa si stanno affiancando alle più prevalenti malattie infettive.

Nonostante la sua enorme diffusione, tuttavia, molto resta ancora da conoscere sull'eziopatogenesi, sulla diagnosi e, cosa ancora più rilevante, sulla prevenzione e sulla terapia dell'aterosclerosi.

Nel presente volume, agile ma allo stesso tempo completo, il lettore può in maniera sintetica reperire informazioni sui vari aspetti che caratterizzano i processi aterosclerotici. Il panorama inizia da una breve trattazione della storia e dell'epidemiologia dell'aterosclerosi, per permettere poi di addentrarsi nel complesso dedalo dell'eziopatogenesi di tali fenomeni. La descrizione in questo settore è approfondita e tratta, accanto ai classici fattori di rischio quali dislipidemia, ipertensione arteriosa, età, sesso, alterazioni del metabolismo glucidico, fumo di tabacco, obesità, stress psico-fisico, alterazioni della coagulazione e trombofilia, anche il possibile ruolo di agenti infettivi e di meccanismi genetici.

In particolare, grande spazio è riservato all'esame del possibile ruolo di agenti infettivi nel determinare processi aterosclerotici, argomento al quale l'Autore ha fornito un contributo personale con le ricerche effettuate nei laboratori dell'Università degli Studi di Milano-Bicocca.

La trattazione dei meccanismi patologici, delle alterazioni istologiche e anatomiche che ne risultano e delle conseguenti sindromi cliniche, offre un chiaro sommario delle conoscenze attualmente disponibili in questo campo. Il volume si chiude con un accenno alla prevenzione e alla terapia delle malattie a patogenesi aterosclerotica.

L'auspicio è che l'opera possa stimolare iniziative educative e, perché no, ulteriori studi che permettano una migliore comprensione dei meccanismi responsabili dei processi aterosclerotici, nella speranza di poter sviluppare interventi preventivi più efficaci e terapie maggiormente risolutive.

Milano, Febbraio 2010

Gianfranco Parati
Direttore Dipartimento di Cardiologia
Ospedale S. Luca, IRCCS, Istituto Auxologico Italiano
Professore straordinario di Medicina Interna
Dipartimento di Medicina Clinica e Prevenzione
Università degli Studi di Milano-Bicocca
Milano

Giancarlo Cesana
Direttore Centro di Studio e Ricerca sulla
Sanità Pubblica (CeSP)
Professore Ordinario di Igiene
Generale ed Applicata
Università degli Studi di Milano-Bicocca
Milano
Villa Serena
Ospedale San Gerardo, Monza

Prefazione

Il volume ha l'obiettivo di presentare un aggiornamento sulle tematiche inerenti l'eziopatogenesi, la prevenzione e il trattamento dell'aterosclerosi, l'elemento patologico cardine di tutte le principali malattie cardiovascolari, dall'infarto del miocardio alla patologia a carico dei grossi vasi (aneurisma aortico), fino all'affezione cerebrovascolare (*ictus* ischemico ed emorragico). Le suddette patologie rappresentano, per frequenza nella popolazione generale, le principali cause di morte e disabilità nel mondo occidentale. Per questa ragione appare fondamentale che siano ben conosciuti i principali meccanismi patogenetici alla base dello sviluppo della placca aterosclerotica, in modo da indirizzare le future strategie di prevenzione e trattamento delle malattie sopra elencate. L'opera offre un quadro sintetico e aggiornato di un tema complesso e in continua evoluzione che include l'eziopatogenesi multifattoriale dell'aterosclerosi, le strategie di prevenzione attraverso la conoscenza dei fattori di rischio e le varie modalità di diagnostica per immagini della placca aterosclerotica, il trattamento farmacologico delle dislipidemie, fino alla rimozione chirurgica della placca. Rispetto ai precedenti testi, però, il presente volume mira alla sintesi delle informazioni, allo scopo di dare una panoramica generale degli ultimi aggiornamenti sulle tematiche trattate.

La sintesi che caratterizza l'opera permetterà quindi un rapido aggiornamento a chi, come il medico di Medicina Generale, può dedicare poco tempo alla revisione sistematica della letteratura scientifica, ma anche a chi, come lo studente universitario, desidera acquisire velocemente una visione completa dell'argomento e spunti di eventuali approfondimenti. La ricca dotazione bibliografica, infatti, indirizzerà il lettore verso testi e articoli utilizzabili per analizzare al meglio uno specifico argomento. Nel dettaglio, si è rivolta particolare attenzione al recente concetto di aterosclerosi come malattia infiammatoria e, in particolar modo, vengono presentati gli ultimi studi che cercano di individuare una possibile eziopatogenesi infettiva del processo.

Milano, Febbraio 2010

Francesco Broccolo

Indice

Introduzione

La malattia aterosclerotica può essere considerata un'infiammazione cronica derivante dall'interazione tra lipoproteine modificate, monociti-macrofagi, linfociti T e i normali costituenti della parete arteriosa. L'accumulo di lipidi nell'intima delle arterie e la proliferazione di particolari tipi di cellule, tra cui macrofagi, cellule muscolari lisce e fibroblasti, avviano la formazione della placca ateromasica. L'accrescimento della placca, che si sviluppa in maniera lenta e subdola, tende a restringere il lume del vaso, causando una stenosi. La placca può andare incontro ad altre complicazioni, tra le quali l'evenienza più grave è rappresentata dalla rottura, con deposito di un coagulo ematico che, nel giro di pochi minuti, conduce alla chiusura completa dell'arteria.

Le manifestazioni cliniche più rilevanti della malattia aterosclerotica sono costituite dall'*angina pectoris* e dall'infarto miocardico acuto, dall'ictus cerebrale, dalla *claudicatio intermittens* e dall'ipertensione nefrovascolare.

Anche se negli ultimi anni sono stati compiuti grandi passi nella comprensione dei meccanismi di sviluppo dell'aterosclerosi e delle sindromi cliniche a essa collegate attraverso la ricerca in campo clinico-patologico, lo sviluppo di modelli animali e cellulari e il progresso nelle tecniche di biologia molecolare, alcuni aspetti rimangono ancora da chiarire. Il ruolo dei fattori di rischio tradizionali (familiarità, ipertensione arteriosa, dislipidemia, fumo di sigaretta, obesità, insulino-resistenza e diabete mellito) è stato ormai accertato dai risultati di diversi studi epidemiologici di grosse proporzioni, ma l'assenza di tali fattori non protegge completamente dallo sviluppo della malattia [1]. Per questo motivo diversi studi hanno ricercato la correlazione dell'aterosclerosi con nuovi possibili fattori di rischio. Tra questi, sono stati identificati fattori emergenti come l'iperomocisteinemia, il fibrinogeno, alcuni marker della funzione fibrinolitica (inibitore dell'attivatore tissutale del plasminogeno, PAI-1) e di infiammazione (proteina C reattiva ad alta sensibilità, hs-PCR).

Le prime teorie riguardanti la patogenesi dell'aterosclerosi si sono focalizzate prevalentemente sul sovraccarico lipidico, poiché quest'ultimo costituisce una componente determinante in tutte le fasi del processo aterogenetico. Tuttavia, nonostante le modificazioni dello stile di vita e l'utilizzo di farmaci ipolipemizzanti, le complicanze dell'aterosclerosi continuano a essere le principali cause di morbilità e mortalità nei

Aterosclerosi. Francesco Broccolo
© Springer-Verlag Italia 2010

Paesi industrializzati [2]. Al momento attuale, l'aterosclerosi può essere definita una malattia infiammatoria cronica della parete arteriosa: a partire dall'evento iniziale, che sembra essere rappresentato da una disfunzione dell'endotelio, si innesca un processo infiammatorio accompagnato e sostenuto da una risposta immunitaria, come dimostrato da diversi studi [3]. Considerando l'importanza di questi fenomeni nel processo aterosclerotico, a partire dagli anni Settanta si è ipotizzato il possibile coinvolgimento di diversi agenti infettivi nel determinare l'inizio e l'evoluzione delle lesioni aterosclerotiche [4]. L'infezione, infatti, potrebbe avviare una risposta infiammatoria in grado di mantenersi nel tempo, come dimostrato per quei microrganismi capaci di persistere allo stato latente in diverse cellule dell'organismo, o scatenare una risposta autoimmunitaria attraverso meccanismi di mimetismo molecolare per la somiglianza antigenica tra gli epitopi dell'agente infettivo e antigeni tissutali [4,5].

Sono inoltre stati pubblicati *trial* clinici per valutare l'efficacia della terapia antibiotica nella profilassi secondaria dell'aterosclerosi, ma fino a oggi i risultati ottenuti non dimostrano un beneficio in termini di riduzione di complicanze in seguito a tali trattamenti [6].

Tra i patogeni maggiormente studiati, è stata riscontrata un'associazione positiva con la malattia aterosclerotica per *Chlamydophila pneumoniae* [7], i virus erpetici, in particolare *Cytomegalovirus umano* (CMV) [8], e i patogeni parodontali [9,10]. Negli ultimi vent'anni, infatti, è stata posta un'attenzione crescente nei confronti della correlazione tra malattia parodontale e aterosclerosi: i microrganismi orali sembrerebbero in grado di accelerare l'evoluzione della placca aterosclerotica, interagendo con altri fattori di rischio cardiovascolare o con diversi patogeni latenti, come *C. pneumoniae* e virus erpetici [11]. Un minor numero di studi si è concentrato anche su altri agenti infettivi, quali *Mycoplasma pneumoniae* [12] e *Human Herpes Virus* 6 e 7 (HHV-6 e HHV-7) [13].

Più recentemente è stato introdotto il concetto del *pathogen burden* o carico patogeno, in seguito alla dimostrazione di una relazione tra aterosclerosi e numero di microrganismi a cui un individuo è stato esposto nel corso della vita: infatti, si è constatato che nel determinare lo sviluppo della placca aterosclerotica sarebbe più rilevante l'insieme di effetti prodotti dall'infezione di diversi patogeni piuttosto che l'azione di un singolo agente infettivo [5].

Fino a oggi, tuttavia, mancano dati certi e statisticamente validi per sostenere il ruolo di questi agenti infettivi nell'eziologia della malattia aterosclerotica: i risultati degli studi pubblicati possono essere oggetto di diverse critiche, quali la mancanza di una standardizzazione nelle metodiche utilizzate, la presenza di altri fattori di rischio non correttamente tenuti in considerazione e l'elevata diffusione di alcuni agenti infettivi nella popolazione, fattore che può ridurre la validità dei risultati degli studi di tipo sieroepidemiologico.

Bibliografia

1.   Muhlestein JB (2003) Antibiotic treatment of atherosclerosis. Curr Opin Lipidol 14:605-614

2. Pasqui AL, Bova G, Maffei S et al (2005) I mediatori della risposta immunitaria nell'aterosclerosi. Ann Ital Med Int 20:81-89

3. Hansson GK (2001) Immune mechanisms in atherosclerosis. Arterioscler Thromb Vasc Biol 21:1876-1890

4. Wyplosz B, Capron L (2004) Infectious features of atherosclerosis. Med Sci (Paris) 20:169-174

5. Epstein SE (2002) The multiple mechanisms by which infection may contribute to atherosclerosis development and course. Circ Res 90:2-4

6. Anderson JL (2005) Infection, antibiotics and atherothrombosis - end of the road or new beginning? N Engl J Med 352:1706-1709

7. Ngeh J, Anand W, Gupta S (2002) Chlamydia pneumoniae and atherosclerosis: what we know and what we don't. Clin Microbiol Infect 8:2-13

8. Ibrahima AI, Obeid MT, Jouma MJ et al (2005) Detection of herpes simplex virus, cytomegalovirus and Epstein-Barr virus DNA in atherosclerotic plaques and in unaffected bypass grafts. J Clin Virol 32:29-32

9. Kozarov E, Sweier D, Shelbourne C et al (2006) Detection of bacterial DNA in atheromatousplaques by quantitative PCR. Microbes Infect 8:687-693

10. Padilla C, Lobos O, Hubert E et al (2006) Periodontal pathogens in atheromatous plaques isolated from patients with chronic periodontitis. J Periodont Res 41:350-353

11. Mattila KJ, Pussinen PJ, Paju S (2005) Dental infections and cardiovascular diseases. A Review. J Periodontol 76(11S):2085-2088

12. Momiyama Y, Ohmori R, Taniguchi H et al (2004) Association of Mycoplasma pneumoniae infection with coronary artery disease and its interaction with chlamydial infection. Atherosclerosis 176:139-144

13. Ihira M, Yoshikawa T, Ishii J et al (2002) Serological examination of human herpesvirus-6 and 7 in patients with coronary artery disease. J Med Virol 67:534-537

L'*aterosclerosi* è una patologia che per la sua ampia diffusione e gravità è stata definita "l'epidemia del XX secolo": rappresenta infatti la prima causa di morbilità e mortalità negli Stati Uniti e nei Paesi occidentali [1]. È un complesso e lento processo degenerativo vascolare che colpisce tutti i distretti e, in particolare, le coronarie, causato da una serie di fattori, fra cui l'ipercolesterolemia, in tutte le sue forme. La lesione caratteristica è l'*ateroma* o *placca aterosclerotica*, un ispessimento della tonaca intima delle arterie causato dalla deposizione di materiale lipidico e dalla proliferazione di tessuto connettivo [2].

La malattia si localizza di preferenza in alcuni distretti circolatori, con manifestazioni cliniche differenti a seconda del letto vascolare colpito; nel contesto di un singolo tessuto, l'aterosclerosi tende a interessare determinate zone, come per esempio i punti di ramificazione dei vasi, dove si creano le condizioni favorevoli all'aumento della turbolenza del flusso ematico [1].

Il processo di sviluppo della placca aterosclerotica sembra iniziare molto precocemente, intorno ai vent'anni circa, come dimostrato dalle autopsie praticate ai soldati americani morti durante la guerra di Corea, e può decorrere in modo del tutto asintomatico per decenni. Con il passare del tempo, però, la placca si accresce e tende a restringere il calibro del vaso, causando una riduzione della quantità di sangue richiesta dal tessuto interessato. La placca può anche andare incontro alla rottura che porta all'attivazione di fattori locali e sistemici con conseguente occlusione trombotica totale del vaso. Le manifestazioni cliniche dell'aterosclerosi possono essere varie, come l'*angina pectoris* o la *claudicatio intermittens*, a seconda del distretto colpito, oppure possono comprendere eventi acuti, come l'infarto miocardico o l'*ictus cerebri*. Altre volte, invece, la patologia non si manifesta, ma all'esame autoptico può essere dimostrata la presenza di aterosclerosi polidistrettuale [3].

Bibliografia

1. Libby P (2008) Patogenesi, prevenzione e trattamento dell'aterosclerosi. In: Harrison. Principi di Medicina Interna. McGraw Hill, Milano, pp 1460-1467

2. Schoen FJ, Cotran RS (2000) Vasi sanguigni. In: Cotran RS, Kumar V, Collins T (eds) Robbins: le basi patologiche delle malattie. Piccin, Padova, pp 577-633

3. Barbieri MC, Rugarli C (2002) Malattie dei vasi. In: Rugarli C (ed) Medicina Interna Sistematica. Masson, Milano, pp 35-54

Storia del concetto biologico di aterosclerosi

M.A. Riva

A parlare per primo di calcificazione delle arterie coronarie, come causa diretta dell'*angina pectoris,* fu il medico inglese Caleb Parry, che pubblicò le sue osservazioni nel 1799 ottenendo, però, scarso interesse nel mondo scientifico dell'epoca.

Fu solo nel XIX secolo, periodo di grande sviluppo dell'Anatomia Patologica, che questo concetto fu ripreso. Si formularono almeno tre ipotesi a tale riguardo: Rudolf Virchow, luminare dell'epoca in questo campo, riconduceva l'origine del problema a un'alterazione metabolica delle arterie, mentre Karl Rokitansky sosteneva che fosse l'aderenza di coaguli alle pareti arteriose a determinare l'origine della placca ateromasica. La teoria più condivisa, però, era, senza dubbio, quella del "fisiologico invecchiamento delle arterie" [1].

A identificare per la prima volta la localizzazione del processo patologico a livello dell'intima vascolare fu Felix Marchand, che, nel XXI Congresso di Medicina Interna, coniò il termine di "aterosclerosi" (*Uber Atherosclerosis,* 1904), indicando questo processo come base eziologica di gran parte dei fenomeni ostruttivi a carico delle arterie. Il termine *aterosclerosi* deriva dall'unione di due parole greche, *athere,* che significa "poltiglia" e *scleros,* che significa "indurimento" [2].

Agli inizi del XX secolo Nicolai Anichkov (1885-1964), del dipartimento di Anatomia Patologica dell'Accademia Militare Imperiale di Medicina di San Pietroburgo, tentò di indurre l'aterosclerosi in via sperimentale su un modello animale. La somministrazione di colesterolo puro agli animali di laboratorio permise ad Anichkov di affermare il ruolo del colesterolo come fattore determinante dell'aterosclerosi. Nel 1924 lo scienziato sovietico rivide le proprie opinioni in materia e avanzò la cosiddetta "teoria combinata" sull'origine della malattia [1]. Sostenne, infatti, che la patogenesi di tale processo fosse legata anche all'ipertensione arteriosa e alle infiammazioni che coinvolgevano l'intima vascolare. Nonostante avesse pubblicato numerosi articoli nel corso degli anni Trenta e Quaranta, il lavoro di Anichkov rimase sostanzialmente sconosciuto al mondo medico-scientifico statunitense ed europeo. I problemi legati alla lingua e alla situazione politica dell'epoca non facilitarono, infatti, la diffusione delle teorie dello scienziato russo, seppur supportate da risultati provenienti da esperimenti su modelli animali. Inoltre, lo studio delle malattie

Aterosclerosi. Francesco Broccolo
© Springer-Verlag Italia 2010

infettive e delle misure di prevenzione e salute pubblica dell'epoca, mise le patologie cardiovascolari in secondo piano e le scoperte dell'anatomopatologo russo non ottennero l'attenzione dovuta.

Solo agli inizi degli anni Cinquanta si verificò un cambiamento di direzione con un rinnovato interesse verso questo argomento. Nel 1950 John Gofman pubblicò su *Science* un articolo, il primo apparso su questo tema nell'autorevole rivista, volto a descrivere il colesterolo plasmatico come importante fattore di rischio cardiovascolare. Ma Gofman, rispetto ai suoi predecessori, fece un ulteriore passo in avanti, introducendo la distinzione in colesterolo a bassa densità (*Low Density Lipoprotein*, LDL) e quello ad alta densità (*High Density Lipoprotein*, HDL), grazie all'utilizzo nei suoi laboratori di innovative e potenti centrifughe [3].

Il secondo enorme passo in avanti fu compiuto a metà del secolo scorso dal lavoro del gruppo di Lawrence Kinsell. Infatti, nel 1952 Kinsell pubblicò sulla rivista *Journal of Clinical Endocrinology* un articolo nel quale sosteneva che una modificazione della dieta, con arricchimento in verdure e riduzione di grassi animali, fosse in grado di abbassare, in maniera statisticamente significativa, i livelli di colesterolemia [4].

Nel 1983 Brown e Goldstein, Premi Nobel per la medicina per la ricerca sul metabolismo del colesterolo, pubblicarono su *Journal of Clinical Investigation* un lavoro che aveva lo scopo di chiarire come il meccanismo di controllo ematico del metabolismo del colesterolo fosse legato a recettori presenti sulle cellule epatiche [5].

Grazie a questi ultimi lavori si sviluppò una nuova convinzione: accanto alle misure di prevenzione ed educazione sanitaria, era possibile trattare il problema dal punto di vista farmacologico. L'introduzione recente di nuovi farmaci, tra cui le statine, ha portato quindi a un nuovo approccio nella prevenzione e nel trattamento del paziente a rischio.

Bibliografia

1. Friedman M, Friedland GW (2000) Le dieci più grandi scoperte della medicina. Baldini & Castoldi, Milano
2. Libby P, Ridker PM, Maseri A (2002) Inflammation and atherosclerosis. Circulation 105:1135-1143
3. Gofman JW (1950) The role of lipids and lipoproteins in atherosclerosis. Science 111:166-186
4. Kinsell LW (1952) Dietary modification of serum cholesterol and phospholipids levels. J Clin Endocrinol 12:909-913
5. Brown MS, Goldstein JL (1983) Lipoprotein receptors in the liver. J Clin Invest 72:743-747

Epidemiologia e fattori di rischio

2

M.A. Riva

La malattia aterosclerotica ha una distribuzione ubiquitaria e le patologie cardiovascolari, nelle loro varie manifestazioni cliniche, conservano tuttora un'alta prevalenza nella popolazione generale, rappresentando le più frequenti cause di morte in America e nei Paesi occidentali.

Si è osservato che tra i giapponesi emigrati negli Stati Uniti, che adottano lo stile di vita e le abitudini alimentari locali, si acquisisce anche la predisposizione a sviluppare la malattia aterosclerotica [1]. La malattia aterosclerotica, infatti, è il risultato di un'interazione tra fattori genetici e ambientali, che possono modificare l'espressione di alcuni geni favorendo lo sviluppo della patologia.

I fattori di rischio sono molteplici e distinguibili in "non modificabili", quali l'età, il sesso e i fattori genetici, e in "modificabili", quali la dislipidemia, il fumo di sigaretta, l'ipertensione arteriosa, il diabete, l'inattività fisica, l'obesità, lo stress emotivo [2].

2.1
I fattori di rischio biologico

2.1.1
Dislipidemia

Le anomalie delle lipoproteine plasmatiche e gli squilibri del metabolismo lipidico rappresentano il fattore di rischio aterosclerotico meglio conosciuto e studiato. Le lipoproteine sono complessi lipoproteici ad alto peso molecolare presenti nel torrente circolatorio con la funzione di trasporto dei lipidi verso le cellule. Vengono suddivise in base alla loro densità in chilomicroni, VLDL (*Very Low Density Lipoprotein*), LDL (*Low Density Lipoprotein*), IDL (*Intermediate Density Lipoprotein*) e HDL (*High Density Lipoprotein*). Le diverse lipoproteine sono caratterizzate da una differente concentrazione lipidica al loro interno: le LDL e le HDL sono più ricche in colesterolo.

Aterosclerosi. Francesco Broccolo
© Springer-Verlag Italia 2010

Con il termine *dislipidemia* ci si riferisce ai disordini delle vie di trasporto dei lipidi e delle lipoproteine. Si parla di *ipercolesterolemia* quando è presente un incremento del colesterolo totale plasmatico e delle LDL, accompagnato da un decremento delle HDL (colesterolo totale >200 mg/dl, colesterolo LDL >135 mg/dl e colesterolo HDL <35 mg/dl negli uomini e 40 mg/dl nelle donne). Si indica *ipertrigliceridemia* la condizione in cui i valori di trigliceridi plasmatici superano i 150 mg/dl. L'associazione più significativa con l'aterosclerosi è quella con elevati livelli sierici di LDL, cioè lipoproteine a più alto contenuto di colesterolo, mentre per l'aterosclerosi delle arterie periferiche risulta essere associata al rapporto tra il colesterolo totale e l'HDL (colesterolo totale/HDL >5) [3].

Alcuni di questi disordini hanno un'origine genetica: l'ipercolesterolemia familiare è stato il primo disordine monogenetico a essere studiato. Questa malattia, alla cui base vi è un deficit di recettori per LDL, causa innalzamento dei livelli di colesterolo nel plasma. Nei pazienti affetti da tale patologia sono state identificate più di 600 mutazioni diverse nel recettore per le LDL. Una persona su 500 è eterozigote per almeno una di queste mutazioni e una su un milione è omozigote per un singolo *locus*. Soggetti eterozigoti producono la metà del numero normale di recettori per LDL, con un conseguente aumento di LDL nel plasma di 2-3 volte il valore normale; gli omozigoti mostrano invece livelli 6-10 volte superiori alla norma e sono colpiti da aterosclerosi coronarica grave, con elevata mortalità in età giovanile per infarto del miocardio [4].

I deficit a carico di fattori coinvolti nel trasporto delle lipoproteine provocano inibizione delle attività di trasporto, causando elevato assorbimento di colesterolo e aumentata sintesi di LDL; mutazioni nel gene APOB-100, che codifica per l'apolipoproteina B-100, causano una riduzione del legame tra apolipoproteine B-100 e recettore per LDL, diminuendo in tal modo il riassorbimento del colesterolo LDL dal plasma e causando una malattia conosciuta come deficit familiare dell'apolipoproteina B-100 [5].

Nel processo di formazione del colesterolo sembra avere un ruolo fondamentale anche la proteina chiamata di CD40-Ligand, che è stata individuata nel sangue di bambini con livelli elevati di colesterolo plasmatico [6].

Nel dettaglio, le dislipidemie si possono classificare, secondo il sistema di Frederickson, in sei tipologie differenti:
- tipo I: aumento isolato dei chilomicroni;
- tipo IIa: disordini genetici delle LDL (in particolare, ipercolesterolemia familiare);
- tipo IIb: aumento combinato delle VLDL e delle LDL;
- tipo III: aumento delle beta-VLDL, denominato "Malattia della larga banda beta" o disbetalipoproteinemia;
- tipo IV: aumento isolato delle VLDL;
- tipo V: aumento combinato dei chilomicroni e delle VLDL.

Sono state inoltre identificate delle mutazioni genetiche dal significato opposto, ovvero responsabili di una riduzione dei livelli di colesterolo, in particolare della frazione LDL. Alcune mutazioni genetiche, infatti, determinano, nei soggetti portatori, una bassa concentrazione plasmatica del colesterolo, proteggendoli dallo sviluppo dell'aterosclerosi e delle sue complicanze. In particolare, gruppi familiari con mutazioni a carico del gene PCSK9, presentano basse concentrazione sieriche di colesterolo LDL.

Esistono, infine, quadri clinici e sindromi metaboliche in grado di provocare alterazioni secondarie dello status lipoproteico [7].

Cause ormonali di dislipidemia

È ben noto che l'ipotiroidismo determina spesso livelli elevati di LDL, trigliceridi o entrambi, per l'azione dell'ormone tiroide stimolante (TSH). Il dosaggio del TSH deve perciò essere effettuato in tutti i pazienti in cui non sia chiara la causa della dislipidemia.

Gli estrogeni possono aumentare i livelli plasmatici di trigliceridi e di HDL a causa di una maggiore secrezione epatica.

Gli ormoni sessuali maschili e gli steroidi anabolizzanti possono incrementare l'attività della lipasi epatica.

L'uso dell'ormone della crescita riduce le LDL e aumenta le HDL, ma non è raccomandato per il trattamento dei disordini metabolici [2].

Cause metaboliche di dislipidemia

La causa secondaria più frequente di dislipidemia è rappresentata dalla sindrome metabolica da insulino-resistenza. Questa situazione si accompagna spesso anche a un diabete conclamato, specialmente di tipo 2. Anche i soggetti affetti da diabete di tipo 1 possono presentare una grave ipertrigliceridemia, se il diabete è scarsamente controllato.

Oltre al diabete, anche la *lipodistrofia familiare* può essere associata ad aumentata secrezione di VLDL e nella *glicogenosi* spesso si osserva un elevato tasso di trigliceridi plasmatici [2].

Patologie renali e dislipidemia

Alcune tipologie di glomerulonefriti e, in particolare, quelle che determinano marcata perdita di proteine (sindrome nefrosica) possono causare un importante aumento della secrezione epatica di lipoproteine, innalzando i livelli di LDL. In aggiunta a ciò, i pazienti con insufficienza renale cronica presentano un quadro di ipertrigliceridemia con riduzione della componente HDL [2].

Patologie epatiche e dislipidemia

Le malattie epatiche ostruttive, soprattutto la cirrosi biliare primitiva, possono indurre la formazione di una lipoproteina anomala, denominata lipoproteina-x (Lp-x), che

2

è una molecola simile alle LDL. Un accumulo di Lp-x è associato alla formazione di un esteso xantelasma sul volto e sulle aree palmari [2].

Dislipidemia associata alla terapia per la sindrome da immunodeficienza acquisita

Gli inibitori delle proteasi dell'HIV (*Human Immunodeficiency Virus*), comunemente utilizzati nella HAART (*Highly Active Antiretroviral Therapy*), la terapia polifarmacologica per i soggetti infettati dal virus della sindrome da immunodeficienza umana acquisita, possono causare una dislipidemia secondaria. Tale trattamento provoca un incremento delle lipoproteine ricche di trigliceridi, come le VLDL ma anche del colesterolo totale e anche una contemporanea riduzione dei livelli di HDL. Queste modifiche del profilo lipidico procedono di pari passo con l'insorgenza di insulino-resistenza e iperinsulinemia. Le conseguenze cliniche di tale dislipidemia possono comprendere aterosclerosi prematura e pancreatiti causate dall'ipertrigliceridemia [2].

Farmaci che alterano il metabolismo lipidico

I diuretici tiazidici possono aumentare i livelli plasmatici di trigliceridi. I β-bloccanti incrementano la trigliceridemia e riducono i livelli del colesterolo HDL. L'acido retinico, i corticosteroidi e i farmaci immunosoppressivi possono aumentare i livelli plasmatici di trigliceridi. Gli estrogeni, infine, possono elevare in maniera significativa le concentrazioni plasmatiche del colesterolo HDL, ma anche dei trigliceridi [2].

Stile di vita e dislipidemia

Nei soggetti affetti da ipercolesterolemia, in assenza di malattie genetiche o di alterazioni metaboliche che possano interferire con la sintesi endogena del colesterolo, una dieta ricca di grassi associata a uno stile di vita sedentario, rappresenta la principale causa del problema. Lo squilibrio tra le calorie assunte e quelle consumate, la ridotta attività fisica, una dieta ricca di grassi saturi e di zuccheri raffinati contribuiscono in buona parte a determinare i livelli lipidici e lipoproteici di un individuo, la modifica dello stile di vita e della dieta rappresentano il primo passo per la cura di qualunque dislipidemia [2].

2.1.2
Ipertensione arteriosa

L'ipertensione arteriosa è la malattia più comune nei Paesi industrializzati, con una prevalenza di oltre il 20% nella popolazione generale. In circa un terzo degli ipertesi la diagnosi non è conosciuta e solo un quarto di tali pazienti riceve un trattamento antipertensivo efficace. Si definisce ipertensione arteriosa la condizione in cui i livelli di pressione sistolica superano i 140 mmHg e quelli di pressione diastolica i 90 mmHg. Elevati livelli di pressione arteriosa correlano in modo consistente con alto rischio di *ictus cerebri* e di infarto miocardico, che aumenta in presenza di altri fattori – trial clinici hanno dimostrato che una riduzione dei valori di pressione arteriosa riduce l'incidenza di complicanze cardiovascolari [8].

Il principale effetto conseguente agli innalzamenti di pressione è costituito dalla disfunzione endoteliale. Da questa alterazione derivano numerosi fattori aterogenetici, tra cui una riduzione della risposta alle molecole vasodilatatrici di origine endoteliale, un aumento della permeabilità vascolare alle macromolecole (incluse le lipoproteine), un incremento della produzione di endotelina e dell'adesione leucocitaria.

L'ipertensione arteriosa si associa a fenomeni di rimodellamento vascolare delle arterie di grosso e piccolo calibro, come la riduzione dell'elasticità e la crescita e la proliferazione delle cellule muscolari lisce e il loro accumulo nella tonaca intima [9].

2.1.3
Sesso ed età

L'aterosclerosi non è di solito evidente prima dell'età adulta-anziana, tuttavia è una malattia lentamente progressiva che inizia dall'infanzia e si sviluppa soltanto nelle decadi successive. Infatti, il tasso di mortalità per cardiopatia ischemica aumenta con l'avanzare dell'età e dai 40 ai 60 anni si assiste a un suo incremento di ben cinque volte [1].

A parità di altri fattori, gli uomini sono più soggetti all'aterosclerosi rispetto alle donne. Nell'età compresa tra i 35 e i 55 anni il tasso di mortalità per malattia cardiaca ischemica per le donne di razza caucasica è un quinto rispetto a quello degli uomini. Dopo la menopausa, l'incidenza di patologie correlate con l'aterosclerosi aumenta e ciò è dovuto alla diminuzione dell'effetto protettivo endoteliale degli estrogeni. La frequenza di infarto miocardico diviene uguale nei due sessi tra i 60 e i 70 anni [1].

2.1.4
Insulino-resistenza e diabete mellito

Rispetto agli individui sani, i soggetti diabetici presentano un rischio aterosclerotico maggiore, sia a carico delle grandi arterie che dei piccoli vasi. L'incremento del rischio cardiovascolare nel diabetico è dovuto sia all'iperglicemia, che causa una disfunzione del microcircolo, sia all'insulino-resistenza, che promuove di per sé l'aterosclerosi. L'insulino-resistenza, caratterizzata da intolleranza al glucosio e iperinsulinemia, si accompagna anche a ipertrigliceridemia, bassi livelli di HDL e predominanza di particelle LDL piccole e dense. Inoltre, favorisce uno stato protrombotico dovuto a un alto tasso dell'inibitore dell'attivatore del plasminogeno (PAI-1) e del fibrinogeno. Oltre a queste alterazioni metaboliche sistemiche, l'iperglicemia provoca l'accumulo di prodotti terminali di un'accentuata glicazione nei vasi danneggiati. Nel paziente diabetico sono presenti quindi una disfunzione endoteliale, una grave compromissione delle cellule muscolari lisce della tonaca media vasale e una maggiore adesività leucocitaria all'endotelio vascolare, tappa precoce dell'aterogenesi 1].

2.1.5
Omocisteina

L'omocisteina è un aminoacido derivato dalla demetilazione della metionina assunta con gli alimenti. I pazienti con difetti ereditari del metabolismo della metionina possono sviluppare un'iperomocisteinemia grave (livelli plasmatici >100 µmol/l) e presentano un'aterotrombosi prematura. I meccanismi che spiegano questi effetti restano incerti, ma potrebbero comprendere tossicità endoteliale, aumento di ossidazione delle LDL, alterazione dei fattori endoteliali di rilassamento e ridotta vasodilatazione arteriosa [1]. Esiste una correlazione positiva tra lieve-moderata iperomocisteinemia e aterosclerosi: valori plasmatici superiori a 15 µmol/l comportano un rischio relativo da una volta e mezzo a due volte superiore di patologia cardiovascolare rispetto a livelli inferiori [2]. Aumenti lievi o moderati di omocisteina sono da attribuire a insufficiente apporto alimentare di acido folico, a polimorfismi del gene della tetraidrofolato-metilene reduttasi, all'assunzione di antagonisti dei folati, come il metotrexate e la carbamazepina, o a un alterato metabolismo dell'omocisteina per ipotiroidismo o insufficienza renale.

Il dosaggio dell'omocisteina totale plasmatica a digiuno è un test preciso in molte condizioni cliniche, ma più idoneo è il dosaggio dei livelli di omocisteina a due e sei ore dopo carico orale di metionina (0,1 g/kg).

2.1.6
Fattori genetici

La predisposizione familiare all'aterosclerosi è di tipo poligenico. Si distinguono la predisposizione familiare ai comuni fattori di rischio cardiovascolare e le alterazioni ereditarie specifiche del metabolismo delle lipoproteine o del metabolismo del glucosio, come base dell'insorgenza precoce della malattia aterosclerotica [2].

Fino a ora sono stati elencati in totale una decina di disordini monogenici e alcune decine di polimorfismi in relazione a un innalzamento del rischio cardiovascolare per accumulo di lipidi, alterazioni dei fattori della crescita, squilibri endocrini, aumento della velocità di coagulazione, incremento dei valori della pressione arteriosa ed effetti citotossici sull'endotelio.

Variazioni a livello dei geni per i recettori delle lipoproteine a bassa densità o di quei *loci* che codificano per apolipoproteina B o apolipoproteina E generano effetti considerevoli a livello della concentrazione plasmatica del colesterolo. I soggetti affetti da una mutazione del gene di questo recettore, una condizione patologica conosciuta con il nome di ipercolesterolemia familiare, hanno livelli sierici di colesterolo raddoppiati rispetto alla popolazione di riferimento (cfr. paragrafo 2.1.1). Di conseguenza, si osserva un maggior numero di eventi cardiovascolari sia negli individui omozigoti, sia in quelli eterozigoti per tale mutazione. Un altro fattore di rischio cardiovascolare con importanti componenti genetiche è rappresentato dall'ipertensione. Sono molteplici i siti polimorfici implicati nella patogenesi di tale condizione morbosa, come per esempio quelli coinvolti nel sistema renina-angiotensina II; il polimorfismo con la delezione dell'introne 16 del gene codificante per ACE (*Angiotensin Converting Enzyme*) determina livelli più alti di questo enzima nel plasma e conseguentemente genera incrementi di pressione arteriosa. Gli stessi effetti si manifestano quando il polimorfismo è presente a livello dell'angiotensinogeno o del gene promotore della trascrizione della molecola.

Per quanto riguarda il diabete e l'insulino-resistenza, si indaga su almeno 20 regioni cromosomiche associate alla predisposizione, come per esempio la regione cromosomica 11p15 che codifica per l'insulina e le regioni deputate alla sintesi della glucochinasi e del recettore delle cellule T. Tali regioni sembrano, nel complesso, incidere per meno del 10% sul rischio genetico per queste patologie [10].

Altri polimorfismi studiati in questo campo sono quelli legati alle alterazioni dell'emocoagulazione, come quelli del fibrinogeno, del fattore di von Willebrand, del *Thrombin Activatable Fibrinolysis Inhibitor* (TAFI), del PAI-1, oppure i *loci* polimorfici delle metalloproteasi che determinano un aumento delle complicanze a livello della placca ateromasica.

Anche l'obesità sembra presentare una possibile componente genetica (si pensi, ad esempio, alla leptina).

Non meno importanti sono le variazioni alleliche presenti a livello delle molecole dell'infiammazione (IL-6, IL-4, IFN-β) che ci ricordano l'importante ruolo svolto dai processi flogistici nella patogenesi dell'aterosclerosi [11].

2.2
I fattori di rischio comportamentali

2.2.1
Fumo

Il fumo costituisce il più importante fattore di rischio modificabile. È noto che fumare venti o più sigarette al giorno determina un rischio di malattia coronarica due-tre volte maggiore rispetto ai soggetti non fumatori. Oltre all'infarto miocardico, il fumo di sigaretta è correlato a un aumento del numero di morti cardiache improvvise, alla formazione di aneurismi della parete aortica e all'*ictus cerebri*. Rispetto ai non fumatori, coloro che fumano presentano una maggiore prevalenza di spasmo coronarico e potrebbero presentare una ridotta soglia per l'insorgenza di aritmie ventricolari. Il fumo è responsabile di alterazioni del profilo lipidico, poiché aumenta le lipoproteine LDL e i NEFA (acidi grassi non esterificati), abbassa le lipoproteine HDL e promuove l'ossidazione delle LDL, tramite i radicali liberi presenti nel fumo stesso. Inoltre, il danno e la disfunzione endoteliale indotte dall'ipossia CO-dipendente e dall'azione diretta della nicotina compromettono l'elasticità vascolare e determinano numerose alterazioni a carico dell'emostasi, con incremento dei marker infiammatori, come la proteina C reattiva, la molecola solubile di adesione intercellulare (ICAM-1) e il fibrinogeno. Infine, il fumo di sigaretta determina un'iperaggregabilità piastrinica, dovuta all'alterazione dell'equilibrio prostaglandine/trombossano [2].

La cessazione del consumo di sigarette determina una riduzione del rischio di un primo evento cardiaco di circa il 65% [1], dovuto probabilmente a una correzione dello stato protrombotico e a un'inversione della disfunzione endoteliale [9].

2.2.2
Attività fisica e obesità

Un'attività fisica regolare riduce la richiesta miocardica di ossigeno e aumenta la tolleranza allo sforzo, riducendo il rischio per malattie coronariche. Diversi studi in merito hanno dimostrato come un buon livello di attività fisica, in tutte le classi di età, riduce il rischio coronarico sia negli uomini che nelle donne. I meccanismi attraverso cui l'attività fisica diminuisce il rischio cardiovascolare sembrano collegati agli effetti favorevoli sulla pressione arteriosa, sul controllo del peso, sui profili lipidico e glicidico. L'esercizio fisico migliora la funzione dell'endotelio, facilita la fibrinolisi, riduce la reattività piastrinica e la propensione alla trombosi [3].

Anche l'obesità (BMI, Indice di Massa Corporea > 30 o circonferenza addominale >102 cm nell'uomo e >88 cm nella donna), associata alla vita sedentaria, può essere considerata, da sola, un importante fattore di rischio cardiovascolare [3]. L'adiposità, specialmente viscerale, può indurre un aumento della formazione di acidi grassi liberi attraverso la lipolisi, processo che, a sua volta, riduce la sensibilità periferica all'insulina, interferendo con il trasportatore GLUT4 (*Glucose Transporter 4*) e con la mobilizzazione del glucosio.

2.2.3
Stress mentale

Nel rapporto tra stress e malattia cardiovascolare sono stati particolarmente analizzati due sistemi: il sistema simpatico adreno-midollare, adibito alla secrezione delle catecolamine adrenalina e noradrenalina, e il sistema ipotalamo-ipofisi-adrenocorticale, che determina la secrezione di cortisolo. Nel dettaglio, il ruolo svolto dalle catecolamine nelle malattie correlate allo stress è legato principalmente allo sviluppo di patologie quali l'ipertensione, l'infarto miocardico e l'ictus. L'adrenalina, nello specifico, induce iperglicemia per stimolazione della glicogenolisi epatica; stimola, inoltre, la lipolisi del tessuto adiposo determinando un aumento dei NEFA a livello plasmatico.

Per quanto riguarda il cortisolo, un'iperattività dell'asse ipotalamo-ipofisi-surrene o un'alterazione della sua regolazione sono associati a un aumento delle malattie cardiovascolari e del diabete tipo 2. Elevati livelli di cortisolo contribuiscono all'accumulo di grasso nel distretto addominale, inducono una resistenza periferica all'insulina e un incremento dei valori della glicemia per stimolazione della gluconeogenesi epatica [12].

2.3
La sindrome metabolica

La sindrome metabolica è caratterizzata da un'associazione di diversi fattori di rischio cardiovascolare: età, pressione arteriosa, livelli di colesterolo HDL e trigliceridi, glicemia e obesità. Nell'attuale sistema di classificazione devono essere presenti almeno tre dei seguenti criteri per formulare una diagnosi di sindrome metabolica: pressione >130/85 mmHg, trigliceridemia >150 mg/dl, colesterolo HDL <40 mg/dl nel maschio e <50 mg/dl nella femmina, circonferenza addominale >102 cm nel maschio e >88 cm nella femmina, glicemia basale >110 mg/dl.

Alla base del meccanismo patogenetico, non ancora del tutto chiaro, si evidenzia il ruolo centrale dell'insulina e della sua resistenza periferica nei soggetti affetti da tale patologia. L'insulina potrebbe condurre all'ipertensione attraverso la stimolazione dell'asse simpatico-adrenergico oppure tramite l'ipertrofia delle cellule muscolari lisce vascolari. L'aumento delle catecolamine, legato all'iperinsulinemia, potrebbe causare anche l'ipertrigliceridemia e l'abbassamento dei livelli di colesterolo HDL. Infine, questo ormone potrebbe indurre a innalzamento dei valori del PAI-1 e di altri fattori ad attività protrombotica e proaggregante piastrinica come il fibrinogeno, il fattore VII, il fattore di von Willebrand e la trombina.

Allo stesso modo, l'iperinsulinemia potrebbe condurre a modificazioni della sensibilità periferica all'angiotensina II che, a sua volta, causerebbe un aumento della crescita cellulare, dei livelli di PAI-1 e di varie citochine e chemochine. L'intolleranza insulinica periferica sembrerebbe agire anche sulle capacità vasodilatanti endoteliali, tramite alterazioni della via della fosfatidil-inositolo-3-kinasi, che normalmente stimola la produzione dell'ossido nitrico [13].

Il concetto di sindrome metabolica risulta essere, perciò, molto interessante perché chiarisce lo stretto collegamento tra i singoli fattori di rischio e può costituire un modello efficace per comprendere a fondo la via metabolica della coronaropatia.

Bibliografia

1. Schoen FJ, Cotran RS (2000) Vasi sanguigni. In: Cotran RS, Kumar V, Collins T (eds) Robbins: le basi patologiche delle malattie. Piccin, Padova, pp 577-633
2. Libby P, Ridker PM, Maseri A (2002) Inflammation and atherosclerosis. Circulation 105:1135-1143

2

3. Puddu P (1999) Homocystein and risk for atherothrombotic events. Cardiologia 44:627-631
4. Nabel EG (2003) Cardiovascular disease. N Engl J Med 349:60-72
5. Kane JP, Havel RJ (2001) Disorders of the biogenesis and secretion of lipoproteins containing the B apolipoproteins. In: Scriver CR, Beaudet AL, Sly WS, Valle D (eds) The metabolic & molecular bases of inherited disease, 8th edn, vol 2. McGraw-Hill, New York, pp 2717-2752
6. Martino F, Pignatelli P, Martino E et al (2007) Early increase of oxidative stress and soluble CD40L in children with hypercholesterolemia. J Am Coll Cardiol 49(19):1974-1981
7. Barbieri MC, Rugarli C (2002) Malattie dei vasi In: Rugarli C (ed) Medicina Interna Sistematica. Masson, Milano, pp 35-44
8. Wilson FH, Disse-Nicodeme S, Choate KA et al (2001) Human hypertension caused by mutations in WNK kinases. Science 293:1107-1112
9. Fuster V, Gotto AM, Libby P (1996) Pathogenesis of coronary disease. The biologic role of risk factors. J Am Coll Cardiol 27:964-1047
10. Ferranini E, Galvan AQ, Gastaldelli A (1999) Insulin: new roles for an ancient hormone. Eur J Clin Invest 29:842-852
11. Sturm AC (2004) Cardiovascular genetics: are we there yet? J Med Genet 41:321-323
12. Fernandez-Real JM, Ricart W (1999) Insulin resistance and inflammation in an evolutionary perspective: the contribution of cytokine genotype/phenotype to thriftiness. Diabetologia 42:1367-1374
13. Vitarius JA (2005) The metabolic syndrome and cardiovascular disease. Mt Sinai J Med 72:257-262

Patogenesi

3

3.1
Sede e formazione delle lesioni

L'ateroma si sviluppa tipicamente in modo focale, preferibilmente a livello della regione prossimale delle arterie, a valle delle biforcazioni o delle diramazioni. Ciò suggerisce che esiste una base idrodinamica nello sviluppo della lesione precoce, come dimostrato dalla constatazione che nelle arterie con poche diramazioni, come l'arteria mammaria interna o le arterie radiali, le placche aterosclerotiche tendono a non svilupparsi [1]. Disturbi locali del flusso indurrebbero le alterazioni alla base del processo aterosclerotico, mentre il flusso laminare, che prevale nelle zone dove non si sviluppano lesioni precoci, favorirebbe lo sviluppo di meccanismi omeostatici antiaterogenetici. Il flusso laminare può aumentare infatti l'espressione di geni protettivi, come quelli degli enzimi superossido dismutasi e ossido nitrico sintetasi (NOS), che riducono lo stress ossidativo e promuovono la vasodilatazione, grazie alla generazione dell'ossido nitrico [2].

3.2
Accumulo extracellulare di lipidi

Una delle prime alterazioni della parete vascolare è rappresentata dall'accumulo di piccole particelle lipoproteiche nella tonaca intima. Queste si legano ai proteoglicani della matrice extracellulare e formano le "strie lipidiche". Le lipoproteine legate ai proteoglicani sembrano possedere un'aumentata suscettibilità all'ossidazione e ad altre modificazioni biochimiche, che favoriscono il processo infiammatorio. Nel dettaglio, rivestono particolare importanza due tipi di alterazioni delle lipoproteine: l'ossidazione e la glucosilazione non enzimatica [1].

In particolare, le LDL possono andare incontro a processi ossidativi, sia nella

Aterosclerosi. Francesco Broccolo
© Springer-Verlag Italia 2010

loro frazione proteica che in quella lipidica: le modificazioni a carico della porzione lipidica possono includere la formazione di idroperossidi, lisofosfolipidi, ossisteroli e prodotti aldeidici derivanti dalla rottura degli acidi grassi, mentre a carico della componente proteica si possono verificare rotture della catena peptidica [1]. Le apolipoproteine possono inoltre andare incontro, in presenza di valori persistentemente elevati di glicemia, a un processo di glucosilazione non enzimatica, che ne altera la funzione e accelera notevolmente il processo di aterogenesi.

A seguito di questo primo processo di ossidazione e di glucosilazione a carico delle lipoproteine accumulate nell'intima vasale, si verifica il reclutamento e l'accumulo dei leucociti. L'effetto chemiotattico delle LDL ossidate, già poco tempo dopo l'instaurarsi dell'ipercolesterolemia, richiama a livello dell'intima vasale i leucociti, che aderiscono all'endotelio e, per diapedesi tra le giunzioni endoteliali, penetrano nell'intima dove cominciano ad assorbire al loro interno i lipidi, trasformandosi in "cellule schiumose". In tale processo sono coinvolti principalmente i monociti e i linfociti T (Fig. 3.1) [2].

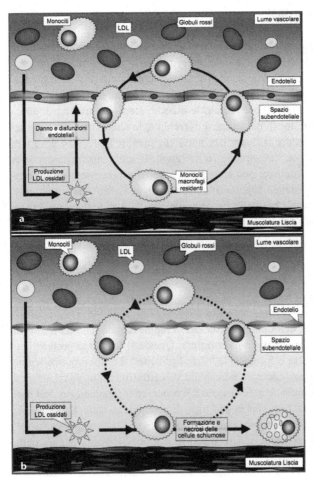

Fig. 3.1 Fisiopatologia della placca ateromasica. Effetti delle LDL ossidate: danno e disfunzioni endoteliali (**a**) e formazione e necrosi delle cellule schiumose (**b**). Per gentile concessione del Dr. Pino De Angelis

L'endotelio esprime particolari molecole di adesione per i leucociti: la molecola-1 di adesione delle cellule vascolari (*Vascular Cell Adhesion Molecole-1*, VCAM-1), appartenente alla superfamiglia delle immunoglobuline e che interagisce con un'integrina (*Very Late Antigen-4*, VLA-4), e la molecola-1 di adesione intercellulare (*Intercellular Cell Adhesion Molecole-1*, ICAM-1) [3].

Le selectine rappresentano l'altra grande categoria di molecole di adesione: la E-selectina permette il reclutamento dei leucociti polimorfonucleati, raramente presenti nelle prime fasi dell'ateroma, ma essenziali per l'infiammazione acuta e la difesa contro i patogeni; la P-selectina è invece più rappresentata dalle cellule endoteliali che ricoprono l'ateroma. I leucociti penetrano quindi attraverso la parete arteriosa grazie a diverse citochine chemiotattiche, tra cui la proteina-1 chemiotattica per i monociti (*Monocyte chemotactic protein-1*, MCP-1) prodotta dall'endotelio in risposta a lipoproteine ossidate e ad altri stimoli [2]. Gli ateromi esprimono anche un trio di chemochine selettive per i linfociti, la proteina-10 interferone-γ-inducibile (*Interferon-γ-inducible protein-10*, IP10), il fattore chemiotattico α per le cellule T interferone inducibile (*Interferon-inducible T-cell α chemoattractant*, I-TAC) e la monochina indotta dall'interferone-γ (*Monokine Induced by interferon-Gamma*, MIG). L'interferone-γ (IFN-γ), presente nelle placche ateromatose, induce i geni che codificano per questa famiglia di citochine chemiotattiche per le cellule T [2].

3.3
Accumulo di lipidi a livello leucocitario

L'eccessivo accumulo di lipidi a livello del monocita reclutato nell'intima determina la formazione di un macrofago carico di lipidi, denominato "cellula schiumosa". Questo processo è mediato da alcune molecole, quali il recettore A scavenger, il CD36 e la macrosialina. Successivamente, le cellule schiumose si moltiplicano sotto l'influsso dell'interleuchina-3 (IL-3) e del fattore stimolante la crescita dei macrofagi. Le strie lipidiche, composte solo dai macrofagi, sono ancora potenzialmente reversibili, in quanto una dieta corretta o l'uso di farmaci che riducono i livelli plasmatici di lipoproteine possono limitarne l'estensione [2].

3.4
Migrazione e proliferazione delle cellule muscolari lisce

La successiva evoluzione dell'ateroma in lesioni più complesse prevede la proliferazione di cellule muscolari lisce, provenienti dalla tonaca media, in risposta al fattore di crescita di derivazione piastrinica (*Platelet Derived Growth Factor*, PDGF) prodotto dai macrofagi attivati. Queste cellule, rispetto a quelle quiescenti della tonaca media, sembrano recuperare un fenotipo embrionale e appaiono morfologicamente differenti, poiché contengono più reticolo endoplasmatico rugoso (RER) e meno

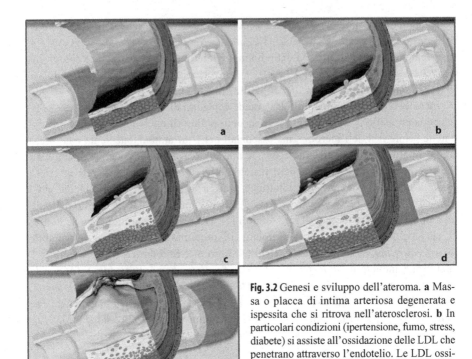

Fig. 3.2 Genesi e sviluppo dell'ateroma. **a** Massa o placca di intima arteriosa degenerata e ispessita che si ritrova nell'aterosclerosi. **b** In particolari condizioni (ipertensione, fumo, stress, diabete) si assiste all'ossidazione delle LDL che penetrano attraverso l'endotelio. Le LDL ossidate mediano una risposta di tipo infiammatorio da parte dell'endotelio. **c** Stria lipidica e migrazione delle cellule muscolari. **d** Lesione fibroadiposa (fibroateroma) migrazione delle cellule muscolari lisce con aumento del collagene. **e** Aggregazione e adesione piastrinica e migrazione delle cellule muscolari lisce con aumento del collagene. Per gentile concessione del Dr. Pino De Angelis

fibrille contrattili. È bene ricordare che l'accumulo delle cellule muscolari lisce e l'ispessimento dell'intima durante il processo aterosclerotico non si verificano in maniera continua e lineare, ma attraverso fasi di replicazione e migrazione delle cellule muscolari stesse [2].

Infine, nella genesi e nell'evoluzione della placca aterosclerotica giocano un ruolo importante anche le cellule muscolari lisce apoptotiche. L'apoptosi delle cellule muscolari lisce può verificarsi in risposta a citochine infiammatorie presenti nell'ateroma o attraverso un intervento mediato dai linfociti T (Fig. 3.2) [2].

3.5
La matrice extracellulare arteriosa

La matrice extracellulare contribuisce alla maggior parte del volume di una placca aterosclerotica in fase avanzata ed è costituita soprattutto da collagene interstiziale (tipo I e III), elastina e proteoglicani. Un'eccessiva produzione di tali costituenti da parte delle cellule muscolari lisce avviene sotto lo stimolo del PDGF e del TGF-β contenuti nei granuli piastrinici e prodotti da molte cellule ritrovate nelle lesioni aterosclerotiche. Anche la sintesi della matrice extracellulare è bilanciata dalla distruzione catalizzata dalle metalloproteinasi della matrice (*Matrix MetalloProteinases*, MMP). La degradazione della matrice svolge un ruolo nella migrazione delle cellule muscolari lisce, perché queste ultime passano attraverso la matrice extracellulare per raggiungere l'intima dalla tonaca media.

La distruzione della matrice è coinvolta nel rimodellamento arterioso che accompagna la crescita della lesione. Nella prima fase di crescita la lesione tende ad accrescersi in direzione esterna, nella parete vascolare, generando un aumento del calibro dell'arteria. L'allargamento compensatorio o rimodellamento positivo deve coinvolgere il *turnover* della matrice extracellulare per favorire la crescita circonferenziale dell'arteria. La stenosi del lume si verifica dopo che lo spessore della placca ha superato di circa il 40% l'area della sezione traversa dell'arteria [2].

3.6
Angiogenesi

Nelle placche si verifica la formazione di una fitta rete vascolare, probabilmente in risposta a peptidi angiogenetici superespressi nell'ateroma, come i fattori di crescita per i fibroblasti acidi e basici (BGF I e II), il fattore di crescita vascolare endoteliale (*Vascular Endotelial Growth Factor*, VEGF) e l'oncostatina M. Così si crea un'area di superficie relativamente ampia per il passaggio di leucociti e la placca può accrescersi grazie a un maggior apporto di ossigeno e nutrienti [2].

3.7
Mineralizzazione

Le placche spesso sviluppano aree di calcificazione durante la loro evoluzione. Alcune sottopopolazioni di cellule muscolari lisce possono, infatti, promuovere la calcificazione attraverso un'aumentata secrezione di citochine, come le proteine morfogenetiche dell'osso, analoghe al TGF-β. Le placche possono contenere anche proteine con residui di acido glutammico γ carbossilico, specializzato nel sequestro di calcio [2].

3.8
Aterogenesi e cancerogenesi: un possibile percorso patogenetico comune

Come già accennato, l'aterosclerosi consiste in un'eccessiva risposta infiammatoria e fibroproliferativa a vari tipi di insulti che incidono sulla parete arteriosa. Questo

3

meccanismo porta a un ispessimento dell'intima e alla proliferazione incontrollata delle cellule muscolari lisce, fenomeno accompagnato da un accumulo di componenti extracellulari con la partecipazione di cellule infiammatorie [5-8].

È stata proposta, però, anche un'altra teoria, denominata "teoria della mutazione somatica", che identifica come *primum movens* del processo aterosclerotico, una mutazione interna delle cellule muscolari lisce, simile a quanto accade nella patogenesi delle neoplasie [9,10]. Si è pertanto ipotizzato che potrebbero sussistere delle somiglianze tra le due prime fasi della cancerogenesi e dell'aterogenesi.

Nel dettaglio, il processo della cancerogenesi si può suddividere in due fasi distinte: l'iniziazione e la promozione. Nella prima fase (iniziazione) si verifica una mutazione interna alle cellule somatiche, seguita da una seconda fase (promozione), che prevede l'espansione clonale di cellule inizializzate, che acquisiscono un vantaggio di crescita rispetto ai tessuti circostanti.

Secondo la teoria della mutazione somatica, la placca aterosclerotica sarebbe patogeneticamente paragonabile a un processo carcinogenetico che colpisce le cellule muscolari lisce della tonaca media [9]. Per esempio, il fumo di sigaretta, potente aterogeno e importante agente cancerogeno per l'uomo [11], può agire come promotore e/o acceleratore della progressione della placca [12].

La proliferazione cellulare svolge quindi un ruolo fondamentale e rappresenta una condizione *sine qua non* per lo sviluppo non solo di tumori, ma anche delle placche aterosclerotiche. Il tasso di proliferazione delle cellule muscolari lisce è generalmente modesto [13], ma può essere alterato e favorito da alcuni fattori, quali agenti mitogeni e chemotattici, che sono prodotti fisiologicamente durante i processi di rigenerazione e di riparazione delle cellule o che possono essere *over*-espressi in seguito a mutazioni della cellula stessa.

Bibliografia

1. Libby P (2008) Patogenesi, prevenzione e trattamento dell'aterosclerosi. In: Harrison. Principi di Medicina Interna. McGraw Hill, Milano, pp 1460-1467
2. Libby P, Ridker PM, Maseri A (2002) Inflammation and atherosclerosis. Circulation 105:1135-1143
3. Hansson GK (2005) Inflammation, atherosclerosis and coronary artery disease. N Engl J Med 352:1685-1695
4. Pasqui AL, Bova G, Maffei S et al (2005) I mediatori della risposta immunitaria nell'aterosclerosi. Ann Ital Med Int 20:81-89
5. Ross RE (1986) The pathogenesis of atherosclerosis - an update. N Engl J Med 314:488-500
6. Ross RE (1999) Atherosclerosis - an inflammatory disease. N Engl J Med 340:115-126
7. Ramos KS, Chacon E, Acosta D Jr (1996) Toxic responses of the heart and vascular systems. In: Klaassen CD (ed) Casarett and Doull's Toxicology. The Basic Science of Poisons. McGraw Hill, New York, pp 487-527
8. Trosko J, Chang C (1980) An integrative hypothesis linking cancer, diabetes, and atherosclerosis: the role of mutations and epigenetic changes. Med Hypoth 6:455-468
9. Bridges BA, Bowyer DE, Hansen ES et al (1990) Report of the ICPEMC Subcommittee 7/1, The possible involvement of somatic mutations in the development of atherosclerotic

plaques (special issue). Mutat Res 239:143-187

10. De Flora S, Izzotti A, Randerth K et al (1996) DNA adducts and chronic degenerative disease. Pathogenetic relevance and implications in preventive medicine. Mutat Res 366:197-238

11. Kannel WB (1981) Update on the role of cigarette smoking in coronary artery disease. Am Heart J 101:319-328

12. Penn A, Snyder C (1988) Arteriosclerotic plaque development is 'promoted' by polynuclear aromatic hydrocarbons. Carcinogenesis 9:2185-2189

13. Gordon D, Reidy MA, Benditt EP, Schwartz SM (1990) Cell proliferation in human coronary arteries. Proc Natl Acad Sci USA 87:4600-4604

Anatomia patologica

4

4.1
La placca ateromatosa

La lesione elementare dell'aterosclerosi consiste in una placca focale localizzata nell'intima, con nucleo centrale di lipidi (in particolare colesterolo e suoi esteri) e ricoperta da un cappuccio fibroso. La placca ateromatosa tende a protrudere nel lume dell'arteria. Le dimensioni variano fra 0,3 e 1,5 cm di diametro, anche se talvolta le singole placche possono fondersi in lesioni più estese (Fig. 4.1) [1].

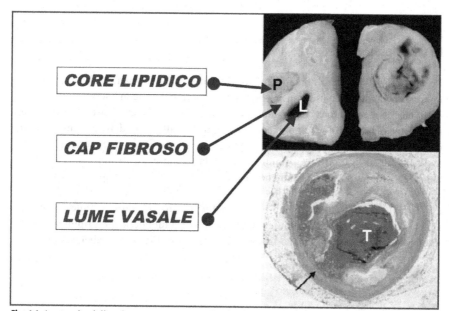

Fig. 4.1 Anatomia della placca ateromatosa. *P,* placca ateromatosa; *L,* lume vasale; *T,* trombo. Per gentile concessione del Dr. Pino De Angelis

La parte superficiale della placca, il "cappuccio fibroso", tende a essere di consistenza aumentata e colore biancastro, mentre più internamente è di consistenza molle e di colore giallastro. La porzione centrale contiene materiale poltaceo dal quale prende origine il termine greco *ateroma*.

Le arterie più colpite dopo l'aorta addominale sono, in ordine decrescente, le coronarie, le poplitee, l'aorta toracica discendente, le carotidi interne e i vasi del poligono di Willis. Le arterie dell'arto superiore sono di solito risparmiate [2]. Le lesioni aterosclerotiche in genere sono eccentriche, interessano la circonferenza della parete arteriosa parzialmente e si distribuiscono in modo variabile lungo l'intero vaso.

Ogni placca ha tre principali costituenti: la componente cellulare (cellule muscolari lisce, macrofagi e altri leucociti), il tessuto connettivo della matrice extracellulare (con collagene, fibre elastiche e proteoglicani) e i depositi lipidici intra- ed extracellulari. Le proporzioni relative delle tre componenti variano da placca a placca. Il cappuccio fibroso di rivestimento è costituito da cellule muscolari lisce, scarsi leucociti e connettivo relativamente denso; l'area ricca di cellule situata sotto e a fianco del cappuccio fibroso, chiamata "spalla", contiene al suo interno macrofagi, cellule muscolari lisce e linfociti T; nel nucleo necrotico più profondo si trova una massa disorganizzata di materiale lipidico con colesterolo, detriti cellulari, cellule schiumose cariche di lipidi, fibrina, trombi e altre proteine plasmatiche [1]. Nell'aterosclerosi in stadio avanzato, la fibrosi progressiva può trasformare l'ateroma lipidico in una cicatrice fibrosa.

4.2
La stria lipidica

Le "strie lipidiche", pur non sporgendo in maniera significativa nel lume del vaso e non ostacolando il flusso sanguigno, sono comunque da considerare i precursori della placca ateromatosa. Le lesioni, inizialmente macchie giallastre multiple di un millimetro di diametro, evolvono confluendo in strie allungate delle dimensioni di un centimetro o più. Le strie lipidiche sono costituite principalmente da cellule schiumose, mentre i linfociti T e i lipidi extracellulari sono presenti in minor concentrazione [1]. Non tutte le strie lipidiche sono destinate a trasformarsi in lesioni più avanzate o in placche fibrose [2]. Una classificazione dell'*American Heart Association* divide le lesioni aterosclerotiche in sei tipologie, a partire dalle cellule schiumose isolate (denominate "punto lipidico"), attraverso lo stadio della stria lipidica, dell'ateroma, del fibroateroma, fino alle lesioni complicate (Fig. 4.2) (Tabella 4.1) [1].

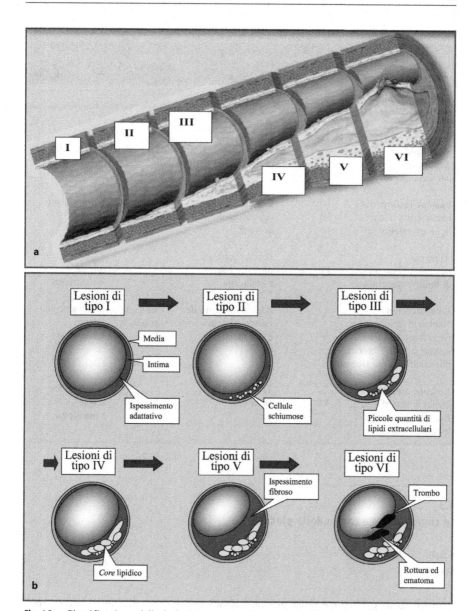

Fig. 4.2 a Classificazione delle lesioni aterosclerotiche secondo l'*American Heart Association*.
b Rappresentazione delle sei tipologie di lesioni aterosclerotiche, a partire dalle cellule schiumose isolate (denominate "punto lipidico"), attraverso lo stadio della stria lipidica, dell'ateroma, del
fibroateroma fino alle lesioni complicate. Per gentile concessione del Dr. Pino De Angelis

4

Tabella 4.1 Classificazione delle lesioni aterosclerotiche secondo l'*American Heart Association*. Da [1]

Definizione e istologia	Sequenza in progressione	Meccanismi di crescita	Esordio	Correlazioni cliniche
Lesione iniziale Isolati macrofagi schiumosi	I	Crescita soprattutto per accumulo di lipidi		
Stria lipidica Accumulo di lipidi intracellulari	II	Crescita soprattutto per accumulo di lipidi		Clinicamente
Lesione intermedia Lesione II e pochi lipidi extracellulari	III	Crescita soprattutto per accumulo di lipidi	Dalla terza decade	Clinicamente silente
Ateroma Lesione II e un nucleo di lipidi extracellulari	IV	Rapido aumento di muscolo liscio e collagene		Clinicamente silente o manifesta
Fibroateroma Nucleo di lipidi e strato fibrotico/vari nuclei lipidici e strati fibrotici, più calcifici o più fibrosi	V	Rapido aumento di muscolo liscio e collagene	Dalla quarta decade	Clinicamente silente o manifesta
Lesione complicata Danni di superficie, ematomi-emorragie, trombi	VI	Trombosi o ematoma		Clinicamente silente o manifesta

4.3
Le complicanze a carico della placca

4.3.1
Stenosi

Il processo di evoluzione della placca aterosclerotica generalmente si protrae per molti anni; quando le dimensioni della placca eccedono le capacità dell'arteria di effettuare un rimodellamento verso l'esterno, inizia il coinvolgimento del lume arterioso e si realizza una stenosi, con riduzione del calibro del vaso e conseguente diminuzione del flusso sanguigno attraverso esso (Fig. 4.3) [2].

Le lesioni che producono una stenosi superiore al 70%, causando una riduzione di flusso in situazioni di aumentata richiesta di ossigeno, determinano la fase sintomatica dell'aterosclerosi, con la comparsa di quadri di *angina pectoris* o *claudicatio intermittens* [3].

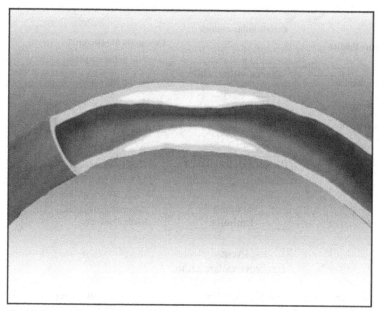

Fig. 4.3 Stenosi di un vaso. Per gentile concessione del Dr. Pino De Angelis

4.3.2
Rottura e trombosi

La rottura di una placca aterosclerotica causa frequentemente un quadro di trombosi acuta. Le modalità di rottura della placca sono di due tipi: la rottura del cappuccio fibroso, che si associa a quasi i due terzi di casi di infarto miocardico, e l'erosione superficiale dell'intima [2]. Quest'ultima si riscontra più frequentemente come meccanismo alla base della morte cardiaca improvvisa nel sesso femminile e negli individui affetti da ipertrigliceridemia e diabete mellito [2].

La rottura del cappuccio fibroso riflette uno squilibrio tra le forze che agiscono sul cappuccio e la resistenza meccanica dello stesso. I fattori che riducono la sintesi di collagene da parte delle cellule muscolari lisce, come l'IFN-α prodotto dalla cellule T, compromettono la capacità di riparare e mantenere integro il cappuccio fibroso (Fig. 4.4). Altri mediatori, come il TGF-α e il PDGF rilasciati dai granuli piastrinici, aumentano la sintesi di collagene da parte delle cellule muscolari lisce, rinforzando in tal modo la struttura della placca fibrosa. Anche un aumento del catabolismo delle macromolecole della matrice extracellulare può indebolire tale struttura e renderla più suscettibile alla rottura e quindi alla trombosi. I macrofagi contenuti negli ateromi, in fase avanzata, iper-esprimono le metalloproteasi (MMP) e le catepsine elastolitiche responsabili della rottura del collagene e dell'elastina della matrice extracellulare. La resistenza del cappuccio fibroso è, perciò, collegata alla risposta infiammatoria dell'intima, che aumenta il rischio di complicanze trombotiche della placca (Fig. 4.4).

4

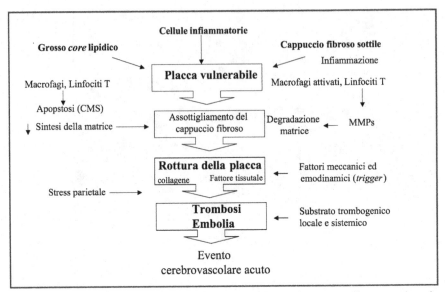

Fig. 4.4 Placca vulnerabile. Caratteristiche del "microambiente" che portano alla progressione da una placca vulnerabile a una complicata da trombosi e/o embolia, con conseguente insorgenza di un evento cerebrovascolare acuto. *CMS* cellule muscolari lisce; *MMPs* metalloproteinasi

Come risultato di una ridotta sintesi e di un'aumentata degradazione del collagene, si assiste a un progressivo assottigliamento del cappuccio fibroso, con conseguente rischio di rottura. Una placca viene pertanto definita "vulnerabile" quando ha un cappuccio fibroso assottigliato e presenta una perdita relativa di cellule muscolari lisce (Fig. 4.4) [1]. Un'altra caratteristica della placca "vulnerabile" è un aumento di macrofagi e di lipidi al suo interno: l'attivazione dei macrofagi, a livello del nucleo della placca, porta alla produzione di citochine pro-infiammatorie ed enzimi che degradano la matrice (Fig. 4.4) [2].

La biopatologia dell'erosione della placca è molto meno conosciuta. L'apoptosi delle cellule endoteliali potrebbe contribuire alla perdita di tali elementi cellulari nelle aree di erosione. Le MMP possono anche scindere i legami delle cellule endoteliali alla lamina basale e promuoverne la desquamazione. Dopo la formazione iniziale di un monostrato di piastrine nel sito di rottura della placca, una serie di molecole agoniste come il collagene, l'ADP, l'adrenalina e la serotonina promuovono l'attivazione piastrinica. Si ha quindi produzione di trombossano A_2 che determina vasocostrizione e incremento dell'attivazione piastrinica, con parziale resistenza al processo di trombolisi. Viene inoltre promossa una modificazione del recettore della glicoproteina IIb/IIIa con aumento della sua affinità alle proteine solubili, come il fattore di von Willebrand e il fibrinogeno, favorendo ulteriormente l'aggregazione piastrinica [2]. Nelle cellule danneggiate dell'endotelio l'esposizione del fattore tissutale in corrispondenza del sito di rottura della placca attiva il processo a cascata della coagulazione, con deposito finale di fibrina. Il vaso, quindi, può rimanere occluso da un trombo contenente aggregati piastrinici e filamenti di fibrina.

Lo stadio tardivo o *ateroma* fibrotico e calcifico può rappresentare la fase finale di una placca precedentemente ricca di lipidi e vulnerabile, resa fibrosa e ipocellulare a causa del processo di guarigione mediato dai prodotti della trombosi [2].

Il rischio di rottura è legato inoltre non solo alle caratteristiche intrinseche della placca (vulnerabilità), ma anche a forze meccaniche ed emodinamiche che agiscono dall'esterno (*trigger*) e, in particolare, a livello della biforcazione carotidea nelle regioni laterali della placca stessa, dove il cappuccio fibroso è più sottile. I fattori emodinamici sembrano influenzare la stessa composizione cellulare. In particolare, le aree della placca a valle del flusso sono più ricche di cellule muscolari lisce, mentre le zone localizzate a monte rispetto al flusso subiscono un maggiore *shear stress* e sono più ricche di macrofagi. La progressione di placche carotidee stabili in vulnerabili è probabilmente legata a un particolare "microambiente" della placca stessa, a sua volta dipendente da un bilancio tra migrazione/proliferazione cellulare, produzione/degradazione di matrice extracellulare e infiltrato infiammatorio rappresentato da macrofagi e linfociti T. È ormai noto che i linfociti T, attraverso la produzione di interferone (IFN)-γ, da un lato stimolano i macrofagi a produrre le MMP e dall'altro inibiscono la sintesi del collagene. Tale squilibrio tra produzione di collagene e matrice extracellulare e la sua digestione comporta un assottigliamento del cappuccio. Alti livelli di MMP sono stati dimostrati nel cappuccio fibroso, mentre un aumento dell'apoptosi delle cellule muscolari lisce è di frequente riscontro in placche aterosclerotiche instabili. Inoltre, l'accumulo di cellule T e di macrofagi, attraverso la produzione di citochine pro-infiammatorie, è stato correlato con l'ulcerazione della placca carotidea, la frequenza di microemboli e l'insorgenza di sintomi corticali cerebrali. L'importanza del microambiente nella progressione delle lesioni aterosclerotiche e la possibilità di modulare le interazioni esistenti tra i suoi diversi componenti è stata ulteriormente chiarita da studi sperimentali che hanno dimostrato come il trattamento con farmaci ipolipidemizzanti, quali fluvastatina e pravastatina, su conigli sottoposti a dieta ipercolesterolemica, oltre a ridurre i livelli plasmatici dei lipidi, abbassano i valori di MMP-1, MMP-3 e MMP-9 e aumentano la sintesi di pro-collagene da parte delle cellule muscolari lisce, stabilizzando la lesione [4].

4.3.3
Emorragia

Un'altra possibile complicanza della placca è rappresentata dall'emorragia all'interno dell'ateroma, provocata sia dalla lesione dell'endotelio che dalla rottura delle sottili pareti dei capillari che vascolarizzano la placca [5]. Questa complicanza è favorita da tutte quelle condizioni genetiche o farmacologiche in cui si verifica un'alterazione a livello dei meccanismi della coagulazione (ad esempio, la mutazione del fattore V di Leiden).

4.3.4
Aneurisma e calcificazione

La placca ateromasica, anche se a localizzazione principalmente subintimale e con tendenza a evolvere in tutte le sue complicanze all'interno del lume del vaso, può, nei casi più gravi, determinare atrofia da compressione anche a livello della tonaca media. Ciò porta alla frammentazione della componente elastica e alla conseguente diminuzione della resistenza della parete del vaso, così da permettere la dilatazione aneurismatica dell'arteria colpita [5]. Al contrario, nelle fasi più avanzate della malattia gli ateromi possono andar incontro a un massivo processo di calcificazione, sino a trasformare il vaso in un condotto rigido ed estremamente fragile [5].

4.4
Correlazione tra patologia coronarica e carotidea

Le modificazioni della composizione isto-citologica della placca carotidea sembrano giocare un ruolo chiave nel determinismo degli eventi cerebrovascolari legati alle complicanze, quali emorragia, embolizzazione e trombosi, che seguono la "destabilizzazione" della placca aterosclerotica stessa. In questo contesto, è stato dimostrato che determinati fattori di rischio, similmente a quanto osservato nel distretto coronarico [6], modificandone la composizione istologica, possono favorire la trasformazione di una placca stabile in una placca carotidea "instabile". In uno studio condotto su pazienti sottoposti a endarterectomia carotidea, Spagnoli e colleghi [7] hanno dimostrato che la composizione isto-morfologica della placca aterosclerotica carotidea correla significativamente con singoli fattori di rischio cardiovascolare. In particolare, placche fibrose erano più specificatamente associate al diabete mellito, placche granulomatose ricche in cellule giganti all'ipertensione arteriosa, placche ricche in cellule schiumose all'ipercolesterolemia, mentre nei pazienti fumatori la placca appariva più spesso complicata da trombosi. Come ampiamente dimostrato nel distretto coronarico, anche in quello periferico la presenza di elevati indici sistemici di infiammazione è da considerare un fattore di rischio indipendente per lo sviluppo di malattia cerebrovascolare. Nello studio retrospettivo del *Physicians'Health Study* sono stati valutati i livelli plasmatici basali di proteina C reattiva (PCR) di soggetti sani. Il rischio di sviluppare uno *stroke* era di 2 volte superiore nei soggetti con PCR nel quartile più alto rispetto a quelli con PCR nel quartile più basso. Tale rischio non era modificato dal fumo ed era indipendente dagli altri fattori di rischio [8]. Recentemente Erren e colleghi [9] hanno valutato i livelli plasmatici di alcuni indici infiammatori in pazienti con aterosclerosi coronaria e delle arterie periferiche. In 147 pazienti sottoposti a coronarografia sono stati misurati i tassi plasmatici di PCR, fibrinogeno, amiloide A, interleuchina (IL)-6 e di altri marker dell'infiammazione. Tutti gli indici infiammatori testati risultavano in concentrazione superiore nei pazienti con malattia coronarica e periferica rispetto a quelli con sola malattia coronaria oppure a sani di controllo, suggerendo quindi l'esistenza di un

maggior grado di attivazione infiammatoria nei soggetti con vasculopatia polidistrettuale. In questo stesso studio è stata anche dimostrata una significativa correlazione positiva tra i livelli di PCR, fibrinogeno e IL-6 e il grado di stenosi coronarica. Ne consegue che il livello di PCR non è solamente un marker della presenza
della malattia aterosclerotica, ma è anche un indicatore quantitativo dell'estensione
della malattia. Alcune ricerche hanno dimostrato come in pazienti con patologia aterosclerotica carotidea clinicamente evidente (pregresso attacco ischemico transitorio o *stroke* di moderata entità) in assenza di malattia coronarica nota è frequente in
realtà il riscontro di una coronaropatia misconosciuta [10,11]. La stretta associazione esistente tra la patologia carotidea e quella coronarica è stata dimostrata in diversi studi autoptici [12] e *in vivo*, in numerose indagini epidemiologiche e cliniche
[13]. Uno dei più interessanti, sia per il numero dei pazienti studiati (5184 pazienti
di entrambi i sessi di età compresa tra 30 e 62 anni) che per la durata del follow-up
(24 anni), è il *Framingham Study*, in cui è stato evidenziato come il rischio di *stroke* nella popolazione studiata era basso in assenza di coronaropatia e come invece
aumentava in relazione alla gravità di presentazione della malattia coronarica
(minore per l'*angina*, maggiore per l'infarto), soprattutto nei pazienti di sesso femminile. D'altra parte, la presenza di malattia carotidea aumenta di 2 volte il rischio
di morte per patologia cardiovascolare [14]. Eagle e colleghi [15] hanno confrontato la sopravvivenza in pazienti coronaropatici stabili affetti da malattia vascolare
periferica (2296 pazienti) e non (13 953 pazienti). Le curve di sopravvivenza a 12
anni dimostravano una mortalità statisticamente più significativa nel gruppo di
pazienti con vasculopatia periferica rispetto a quelli senza. Inoltre, all'analisi mul-
tivariata la malattia vascolare periferica risultava una delle variabili cliniche che
meglio correlava con la mortalità nel follow-up. Ancora, l'importanza clinica della
correlazione tra malattia aterosclerotica carotidea e coronarica è espressa maggiormente dalla nozione dell'aumentata incidenza di infarto miocardico perioperatorio
in pazienti sottoposti a intervento di endarterectomia carotidea e di aumentato
rischio di ictus cerebrale in pazienti sottoposti a intervento di bypass aortocorona-
rico [16]. In questo contesto il nostro gruppo ha recentemente dimostrato che l'instabilità del distretto coronarico sembra influenzare in maniera significativa anche
la composizione della placca carotidea, con conseguente maggior rischio di sviluppare un evento cerebrovascolare acuto. In particolare, in campioni istologici prelevati da pazienti sottoposti a endarterectomia carotidea, abbiamo dimostrato una
quantità di infiltrato infiammatorio superiore (macrofagi e linfociti T) e una maggiore espressione di IL-6 e PCR in placche aterosclerotiche di pazienti affetti da
angina instabile rispetto a placche di pazienti con *angina* stabile [5].

4.5
Altre forme di arteriosclerosi

Accanto all'aterosclerosi esistono altre forme di arteriosclerosi, più rare e in genere
di minor rilevanza clinica, che possono presentarsi isolate o complicare la degenera-
zione aterosclerotica di un vaso.

4.5.1
Sclerosi calcifica mediale di Mönckeberg

La "sclerosi calcifica mediale di Mönckeberg", dal nome dell'anatomo-patologo tedesco che per primo la descrisse, è caratterizzata da calcificazioni focali a livello della media che interessano tutta la circonferenza di vasi arteriosi di tipo muscolare, di calibro medio-piccolo [5]. Sono colpite soprattutto le arterie muscolari degli arti, sia inferiori che superiori, e quelle dei genitali. La lesione è morfologicamente caratterizzata da calcificazioni ad anello o placca che si distribuiscono a formare sottili anelli trasversali identificabili radiologicamente. Tali lesioni non causano un restringimento del lume, ma una perdita di elasticità della parete [1]. La malattia colpisce soprattutto persone di età avanzata e ha scarso significato clinico, ma le arterie interessate possono più facilmente sviluppare aterosclerosi.

4.5.2
Arteriolosclerosi

L' "arteriolosclerosi" rappresenta soprattutto una complicanza dell'ipertensione e del diabete mellito ed è caratterizzata dalla comparsa di fenomeni di ialinizzazione a livello dell'intima e della media delle arteriole di piccolo calibro, specialmente le arteriole renali [1]. Ne deriva una moderata riduzione del lume dell'arteriola ed eventuale ischemia diffusa e ipotrofia renale che portano allo sviluppo di un quadro di insufficienza cronica [5].

Bibliografia

1. Cotran RS, Kumar V, Collins T (2000) Malattie vascolari. In: Robbins SL et al (eds) Robbins: le basi patologiche delle malattie. Piccin, Padova, pp 582-597
2. Libby P, Ridker PM, Maseri A (2002) Inflammation and atherosclerosis. Circulation 105:1135-1143
3. Libby P (2008) Patogenesi, prevenzione e trattamento dell'aterosclerosi. In: Harrison. Principi di Medicina Interna. McGraw Hill, Milano, pp 1460-1467
4. Fukumoto Y, Libby P, Rabkin E et al (2001) Statins alter smooth muscle cell accumulation and collagen content in established atheroma of Watanabe heritable hyperlipidemic rabbits. Circulation 103:993-999
5. Barbieri MC, Rugarli C (2002) Malattie dei vasi. In: Rugarli C (ed) Medicina Interna Sistematica. Masson, Milano, pp 35-44
6. Virmani R, Burke AP, Farb AH, Kolodgie FD (2002) Pathology of the unstable plaque. Prog Cardiovasc Dis 44:349-356
7. Spagnoli LG, Mauriello A, Sangiorgi G et al (2004) Extracranial thrombotically active carotid plaque as a risk factor for ischemic stroke. JAMA 292(15):1845-1852
8. Ridker PM, Cushman M, Stampfer MJ et al (1997) Inflammation, aspirin and risk of cardiovascular disease in apparently healthy men. N Engl J Med 336:973-979
9. Erren M, Reinecke H, Junker R et al (1999) Systemic inflammatory parameters in patients

with atherosclerosis of the coronary and peripheral arteries. Arterioscler Thromb Vasc Biol 19:2355-2363

10. Hertzer NR, Young GR, Bevent G et al (1985) Coronary angiography in 506 patients with extracranial cerebrovascular disease. Arch Intern Med 145:849-852

11. Craven T, Ryu J, Espeland M et al (1990) Evaluation of the associations between carotid artery atherosclerosis and coronary artery stenosis. Circulation 82:1230-1242

12. Mitchell JR, Schwartz CJ (1962) Relationship between arterial disease in different sites. A study of the aorta and coronary, carotid and iliac arteries. BMJ 4:1293-1301

13. Tanaka H, Nishino M, Ishida M (1992) Progression of carotid atherosclerosis in Japanese patients with coronary artery disease. Stroke 23:946-951

14. Wolf PA, Kannel WB, Sorlie P, McNamara P (1981) Asymptomatic carotid bruit and the risk of stroke. The Framingham study. JAMA 245:1442-1445

15. Eagle KA, Rihal CS, Foster ED et al (1994) Long-term survival in patients with coronary artery disease: importance of peripheral vascular disease. The Coronary Artery Surgery Study (CASS) Investigators. J Am Coll Cardiol 23:1091-1095

16. Jones E, Craver J, Michalic R et al (1984) Combined carotid and coronary operations: when are they necessary? J Thorac Cardiovasc Surg 87:7-16

Principali sindromi cliniche di origine aterosclerotica

5

Le conseguenze cliniche dell'aterosclerosi sono legate alla riduzione del calibro delle arterie interessate dalla patologia e al minor apporto di ossigeno nei tessuti irrorati da tali vasi. Questa condizione determina un quadro di "ischemia" caratterizzata da una disponibilità di ossigeno, in un determinato tessuto, inferiore alle sue esigenze metaboliche.

Il grado di ischemia dipende da diversi fattori, primo tra tutti la disponibilità di circoli collaterali che suppliscano al ramo arterioso stenotico: il danno sarà maggiore se viene colpita una diramazione terminale, senza presenza di circoli arteriosi collaterali [1].

Quando si verifica la formazione locale di trombi, con ostruzione completa o parziale di un'arteria, si realizza la mancata o insufficiente irrorazione dei tessuti tributari del vaso, fenomeno che, se persistente, può provocare la necrosi tessutale [2].

5.1
Angina pectoris e infarto miocardico acuto

Le placche aterosclerotiche frequentemente interessano il distretto coronarico, dove possono causare diverse forme cliniche che spaziano dall'*angina pectoris* fino all'infarto miocardico acuto. L'*angina pectoris* è caratterizzata da un quadro di ischemia transitoria a carico del tessuto cardiaco, senza però che si verifichino necrosi e un danno irreversibile a livello di quest'organo. La manifestazione clinica della sindrome è caratterizzata dalla presenza di un dolore toracico di durata inferiore a venti minuti. Generalmente il dolore è localizzato in sede retrosternale, ma può avere irradiazione a carico dell'arto superiore di sinistra, dorsale o giugulare. Frequentemente il dolore può avere localizzazione epigastrica ed entrare in diagnosi differenziale con le patologie a carico dello stomaco. L'*angina pectoris* si suddivide in una forma denominata "stabile" e una definita "instabile". Nella prima il dolore si manifesta in occasione di uno sforzo di entità definita e costante, mentre nella seconda forma l'evento algico compare anche a riposo, indipendente dall'attività fisica intrapresa. Le

Aterosclerosi. Francesco Broccolo
© Springer-Verlag Italia 2010

5

lesioni che si associano all'*angina pectoris* stabile tendono a presentare un profilo intraluminale liscio, con forma affusolata e appaiono simmetriche o eccentriche con colletto largo. Le placche eccentriche, ulcerate, complicate da fenomeni emorragici e trombotici sovrapposti si correlano, invece, ad *angina* instabile.

L'infarto miocardico acuto è caratterizzato dalla presenza di un danno transmurale del muscolo cardiaco con il rilascio nel torrente circolatorio di specifici enzimi e macromolecole. La differenza clinica tra *angina* e infarto è legata alla persistenza della sintomatologia dolorosa per un tempo maggiore di venti minuti, associata ad alterazioni elettrocardiografiche specifiche caratteristiche e, sul piano anatomopatologico, dalla presenza a livello di una placca ulcerata di una trombosi che determina una grave e durevole riduzione del flusso coronarico [2].

5.2
Transient ischemic attack e ictus cerebri

Le placche aterosclerotiche possono localizzarsi anche a livello della biforcazione carotidea o di altri vasi tributari della circolazione arteriosa cranica, con riduzione del flusso cerebrale in toto o di alcuni distretti tale da comportare un deficit cronico di ossigenazione fino a progressiva riduzione dei neuroni funzionanti. L'insorgenza di una trombosi o di un'emorragia cerebrale conduce al *Transient Ischemic Attack* (TIA), deficit neurologico focale a insorgenza acuta con regressione completa della sintomatologia entro 24 ore, o all'*ictus cerebri*, deficit neurologico di durata superiore alle 24 ore. Circa il 20% degli ictus ischemici è causato da una placca aterosclerotica critica a livello carotideo, complicata da rottura con trombosi acuta o tromboembolia [2]. A differenza delle placche coronariche che si associano a maggior rischio di rottura, quelle carotidee "vulnerabili" sono fortemente stenotiche, con riduzione del lume sopra il 70%, e non sono ricche di lipidi, ma piuttosto eterogenee e fibrotiche. La loro rottura spesso causa un ematoma intramurale o un'erosione. Stenosi della biforcazione carotidea superiori al 50% del lume vascolare provocano circa il 20% di tutti gli ictus ischemici e di TIA [2].

5.3
Ipertensione nefrovascolare e insufficienza renale cronica

La presenza di placche ateromasiche a livello dell'arteria renale o di uno dei suoi rami principali con occlusione parziale o quasi completa del lume è responsabile dell'insorgenza di ipertensione nefrovascolare. Le modificazioni di pressione e di flusso a livello dell'apparato renale, infatti, determinano l'attivazione di sistemi interni che provocano la comparsa di un quadro di ipertensione secondaria. Allo stesso modo, modificazioni arteriolosclerotiche dei vasi renali possono condurre progressivamente alla comparsa di un danno irreversibile e a un quadro clinico di insufficienza renale cronica [2].

5.4
Angina abdominis

La presenza di lesioni aterosclerotiche a livello del tronco celiaco o delle arterie mesenteriche può dar luogo a un'ischemia intestinale cronica, evidente soprattutto al momento della digestione per aumento delle richieste di ossigeno. In analogia all'equivalente entità clinica miocardica, tale situazione viene definita *angina abdominis*. Coloro che ne soffrono presentano dolori addominali a insorgenza postprandiale, protratti anche per diverse ore. Fenomeni occlusivi più gravi, fino a una vera e propria trombosi, causano l'infarto mesenterico con necrosi irreversibile del segmento intestinale colpito e peritonite [2].

5.5
Claudicatio intermittens

Le arterie che vascolarizzano gli arti inferiori sono frequentemente interessate da placche ateromasiche, soprattutto le iliache comuni e le femorali, mentre le poplitee sono di solito risparmiate al di sotto dell'origine dei loro tre rami principali. Più distalmente sono interessate le arterie tibiali posteriori e anteriori all'origine. Con l'esercizio fisico e l'aumento conseguente di richiesta di ossigeno compare il sintomo più caratteristico: dolore alla deambulazione, che viene avvertito tanto più precocemente quanto più grave è il restringimento del vaso e tende a risolversi con il riposo. Il quadro è noto come *claudicatio intermittens* [1]. Una forma particolare, la "sindrome di Leriche", con dolore e astenia a carico di entrambi gli arti inferiori e impotenza nel sesso maschile, è legata alla presenza di una placca aterosclerotica a livello della biforcazione aortica delle arterie iliache [1].

Bibliografia

1. Libby P (2008) Patogenesi, prevenzione e trattamento dell'aterosclerosi. In: Harrison. Principi di Medicina Interna. McGraw Hill, Milano, pp 1460-1467
2. Barbieri MC, Rugarli C (2002) Malattie dei vasi. In: Rugarli C (ed) Medicina Interna Sistematica. Masson, Milano, pp 35-54

Esistono diverse teorie sul meccanismo patogenetico della malattia aterosclerotica: il presupposto comune di partenza è rappresentato da un'alterazione dell'endotelio vascolare come prima reazione allo stress indotto dai diversi e noti fattori di rischio cardiovascolare oppure da agenti infettivi come virus e batteri. A questa alterazione farebbe seguito una reazione immunitaria in grado di scatenare un processo infiammatorio responsabile dell'insorgenza e del mantenimento delle lesioni aterosclerotiche.

Teorie degenerativa e infiammatoria e ruolo della risposta immunitaria

6.1
Teoria degenerativa o colesterolica

Secondo questa teoria le alterazioni lipoproteiche, caratterizzate dall'ossidazione intravascolare delle LDL, contribuiscono in maniera rilevante a innescare e mantenere il processo infiammatorio aterogenetico. A questo proposito, diversi studi dimostrano che la riduzione dei livelli di colesterolo LDL plasmatico è fondamentale per diminuire il "carico aterogeno" negli anni e si associa a un significativo decremento degli eventi cardiovascolari [1]. La mortalità cardiovascolare è stata ridotta in seguito alla somministrazione di colestiramina, come evidenziato dallo studio LRC [2], e in seguito all'utilizzo di statine, come risulta dalle indagini WOSCOP [3], AFCAPS/TexCAPS [4], ASCOT-LLA [5], HPS [6] e più recentemente dal CARDS [7]. L'HPS, l'ASCOT e il CARDS hanno inoltre trattato migliaia di soggetti ultrasettantenni, rivelando che il "carico aterogeno" in individui anziani, ma senza pregressi eventi, si può ridurre vistosamente tenendo bassi i livelli di lipidi.

Anche nel diabete mellito, condizione in cui si verifica un danno endoteliale e un movimento immunitario-infiammatorio e procoagulante, per ridurre gli eventi acuti bisogna intervenire abbassando sia le LDL che le lipoproteine a bassissima densità, che costituiscono la matrice della formazione delle LDL piccole e dense. Queste ultime, tipiche tanto del diabete mellito che delle ipertrigliceridemie familiari, costituiscono una delle più importanti fonti di prodotti ossidati e di riduzione dell'ossido nitrico (NO) disponibile nell'endotelio della parete vascolare.

Diversi *trial* clinici hanno trattato con statine più di 600 pazienti con diabete mellito di tipo II: nei *trial* 4S, LIPID e VA-HIT [8] sono stati arruolati pazienti con pregressa cardiopatia ischemica, nell'HPS pazienti misti, con cardiopatia ischemica e senza, ma ipertesi e/o diabetici, nell'ASCOT-LLA soggetti ipertesi, a rischio moderato, senza cardiopatia ischemica e, infine, nel CARDS, unico studio prospettico, randomizzato e in doppio cieco, individui senza precedenti cardiovascolari. Tutti questi studi hanno ottenuto un beneficio clinico in termini di riduzione di eventi e di mortalità totale nei soggetti trattati; addirittura, lo studio CARDS, utilizzando 10 mg di atorvastatina verso placebo, è durato 3 anni e 7 mesi ed è stato poi fermato per gli evidenti benefici in termini di riduzione di eventi nel gruppo trattato.

Tra i farmaci disponibili per la riduzione del colesterolo LDL, le statine avrebbero anche un effetto pleiotropo con riduzione delle citochine presenti nella placca, dell'infiammazione e dell'effetto degli enzimi litici sul cappuccio fibroso e con aumento della disponibilità di NO. Nello studio REVERSAL [9] alte dosi di atorvastatina (80 mg) sono state in grado, riducendo il colesterolo LDL a valori medi di 79 mg/dl dopo 18 mesi di trattamento, di ottenere una variazione del volume totale dell'ateroma e della percentuale di ostruzione; al contrario, nei soggetti trattati con 40 mg di pravastatina, in cui i valori finali erano di 110 mg/dl, si manteneva una moderata, anche se minima, progressione della lesione. I dati del PROVE-IT, in cui lo stesso regime terapeutico del REVERSAL è stato applicato a 4000 pazienti con sindrome coronarica acuta, hanno mostrato una significativa diminuzione degli eventi cardiovascolari nel gruppo trattato con 80 mg di atorvastatina [10]. Ciò indicherebbe che la riduzione dell'ateroma indotta dal cospicuo calo delle LDL è la chiave per ridurre gli eventi cardiovascolari in soggetti ad alto rischio. Dati ultrasonografici e angiografici provano che la placca riduce la sua attività proinfiammatoria e procoagulante se diminuisce al suo interno il tasso di LDL ossidate [9].

Un altro tipo di intervento consiste nell'aumento dei livelli di HDL circolante, in modo da favorire il trasporto inverso di colesterolo dalle pareti vascolari alla bile e poi la sua eliminazione, permettendo la disattivazione delle placche aterosclerotiche. Diversi *trial* correlano l'incremento del colesterolo HDL al risultato clinico. Di recente la somministrazione di un HDL mimetico, l'Apo AI Milano di Sirtori e Franceschini, ha permesso una veloce e netta regressione dell'aterosclerosi coronarica in pazienti con sindrome coronarica acuta [11].

Da tutti i risultati esposti appare quindi certa la necessità di un trattamento della dislipidemia per modificare l'andamento della malattia aterosclerotica; il trattamento ipolipemizzante è comunque da associare ad altre strategie terapeutiche, dal momento che permette una protezione solo incompleta contro le complicanze dell'aterosclerosi, come dimostrato dall'elevata morbilità e mortalità che le malattie cardiovascolari continuano ad avere nei Paesi industrializzati.

6.2
Teoria infiammatoria

La teoria infiammatoria dell'aterosclerosi è nata nell'Ottocento e ha avuto come suo massimo sostenitore il patologo berlinese R. Virchow. Per tutto il XX secolo la teoria colesterolica ha predominato, ma R. Ross riportò l'attenzione sull'origine infiammatoria dell'ateroma circa 30 anni fa, con uno studio sulla formazione della placca aterosclerotica. Bisogna però arrivare all'inizio degli anni Novanta perché il ruolo della flogosi nell'aterosclerosi diventi sistematico oggetto di studio.

La disfunzione endoteliale può essere conseguente a una serie di stimoli come le

LDL ossidate, i radicali liberi, l'ipertensione, i prodotti di glicosilazione avanzata del diabete, le modificazioni geniche, gli elevati livelli plasmatici di omocisteina, l'azione lesiva di virus, batteri, tossine esogene e immunocomplessi e l'associazione di tali fattori nelle sindromi plurimetaboliche. Questi fattori comportano un'alterazione dell'omeostasi endoteliale e determinano delle modificazioni nella permeabilità vascolare, attivando la vasocostrizione, i processi coagulativi, la risposta infiammatoria e le reazioni immunologiche. È stato dimostrato che l'alterazione dell'integrità endoteliale è uno dei primi stimoli dell'aterosclerosi, anche in assenza di lesioni della parete arteriosa documentabili angiograficamente.

I più precoci e importanti marker della disfunzione endoteliale sono costituiti dalla riduzione dei livelli del vasodilatatore ossido nitrico (NO) [12] e dall'aumento di espressione di una molecola vasocostrittrice, denominata *endotelina-1* (ET-1), in costante equilibrio con NO. L'endotelina-1 sembra coinvolta nel processo aterosclerotico, come viene dimostrato dall'aumento dei suoi recettori a livello delle placche [13]. Le LDL, una volta intrappolate nell'intima, subiscono processi di ossidazione e ciò porta all'espressione di molecole di adesione e citochine proinfiammatorie nelle cellule endoteliali e nei macrofagi. Nonostante l'evidenza certa di un ruolo chiave delle LDL ossidate nella progressione della lesione aterosclerotica (Fig. 6.1), la terapia antiossidante con β-carotene, vitamina C e vitamina E non ha ridotto il rischio cardiovascolare in diversi *trial* clinici [6].

La sfingosina chinasi (SphK), un enzima responsabile della conversione da sfingosina a sfingosina-1 fosfato, sembra essere una via di collegamento tra il metabolismo lipidico e l'infiammazione nella parete arteriosa. La SphK, infatti, è capace di attivare le LDL ossidate e di inibire le HDL ed è inoltre responsabile

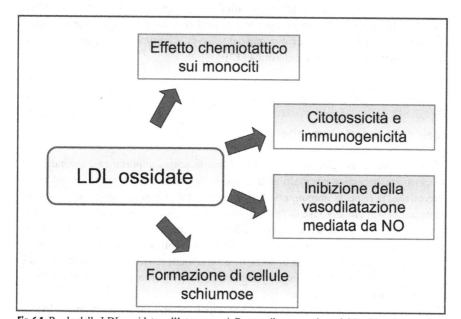

Fig. 6.1. Ruolo delle LDL ossidate nell'aterogenesi. Per gentile concessione del Dr. Pino De Angelis

dell'espressione di molecole di adesione e dello stimolo proliferativo per le cellule muscolari lisce [14].

L'angiotensina II (AII), il principale prodotto del sistema renina-angiotensina-aldosterone, aumenta l'ipertrofia delle cellule muscolari lisce e incentiva la loro attività lipossigenasica, fattore che aumenta l'infiammazione e l'ossidazione delle LDL. L'AII amplifica anche la formazione di perossido di idrogeno e altri radicali liberi in grado di bloccare la sintesi di NO da parte dell'endotelio e incrementa l'espressione di citochine, come l'interleuchina-6 (IL-6) e la proteina chemiotattica per i monociti (*Monocyte Chemoattractant Protein-1*, MCP-1). Gli ACE-inibitori, riducendo la sintesi di AII, sono quindi in grado di rallentare la progressione aterosclerotica.

I *Peroxisome Proliferators-Activated Receptors* (PPARs) sono recettori nucleari attivati dai lipidi, che regolano la trascrizione di geni codificanti proteine coinvolte nel metabolismo glucidico e lipidico, nello stress ossidativo e nell'infiammazione. In topi obesi e con insulino-resistenza, una perdita del 45% del peso ha comportato una *up-regulation* dei PPAR- α e β, con modificazione del rischio cardiovascolare [15]. Si ritiene quindi che un certo grado di infiammazione sia presente anche in condizioni di obesità, soprattutto viscerale.

Negli ultimi anni si è focalizzata l'attenzione sullo studio di specifici marker sierici che potrebbero riflettere la gravità del processo infiammatorio. La proteina C reattiva (PCR), la proteina Amiloide Sierica A (SAA), le citochine proinfiammatorie e le molecole di adesione sembrano essere tutte collegate a un aumento del rischio di eventi cardiovascolari; è stata notata un'associazione tra PCR, *Tumour Necrosis Factor* α (TNF- α) e IL-6 e mortalità a un anno in pazienti con ischemia critica degli arti inferiori [16].

Alcuni farmaci, come l'acido acetilsalicilico, i più recenti inibitori delle COX-2 o gli agonisti dei PPAR-α, sono stati testati in diversi *trial* [16], che hanno fornito risultati incoraggianti circa la riduzione del tasso di infiammazione e, quindi, di progressione della malattia aterosclerotica [17].

6.3
Ruolo della risposta immunitaria

I fenomeni immunologici sono stati considerati di scarsa importanza e secondari nel processo aterogenetico per molti anni. Dopo la formazione delle prime lesioni aterosclerotiche, la risposta immunitaria linfocito-mediata sembra assumere un ruolo rilevante nel passaggio alla fase di "placca attiva" e nelle sue conseguenti manifestazioni cliniche. La risposta immunitaria, infatti, può variamente influenzare la componente infiammatoria e proliferativa, controllando la replicazione delle cellule muscolari lisce e attivando le cellule endoteliali e i monociti-macrofagi. Sono stati identificati depositi granulari di immunoglobuline e complemento e un infiltrato di linfociti T nella placca ateromasica.

Molti meccanismi che interessano i linfociti T restano ancora da chiarire [18]. La presenza di linfociti T attivati implica un intervento di antigeni specifici, ma questi ultimi, la sede di attivazione e i meccanismi di reclutamento non sono attualmente noti [19]. L'identificazione dello stimolo antigenico in grado di sensibilizzare i linfociti rappresenta forse la chiave della teoria immunitaria dell'aterosclerosi.

Una classe di possibili antigeni è rappresentata dalle LDL ossidate, che hanno un ruolo attivo nel reclutamento di cellule linfo-monocitarie [20].

Un'altra possibilità è che il processo aterogenetico induca l'espressione di molecole normalmente non presenti nell'organismo o segregate e quindi riconosciute come *non-self*, dal momento che l'individuo non ha sviluppato tolleranza verso le stesse, i cui epitopi non sono venuti a contatto con i timociti nel periodo della maturazione timica. La necrosi centrale delle lesioni aterosclerotiche avanzate espone antigeni intracellulari di solito nascosti all'interno delle cellule [21].

Un altro tipo di possibile antigene per i linfociti T dell'ateroma è rappresentato, infine, da virus e batteri. Vari studi hanno messo in evidenza la presenza di proteine e genomi virali e batterici a livello della placca in relazione all'aumento dei livelli anticorpali sierici (cfr. paragrafo 7.1) [22].

Le cellule T CD4$^+$, attivate dall'antigene e stimolate dall'interleuchina-2 (IL-2), si differenziano in cellule T *helper* di tipo 1 (Th-1) o infiammatorie e in cellule di tipo 2 (Th-2) o adiuvanti; le cellule CD8$^+$, invece, si trasformano in cellule T citotossiche che secernono INF-α. Nei topi si sono osservate due risposte: la risposta da parte dei Th-1 attiva i macrofagi, avvia una risposta infiammatoria simile alla reazione di ipersensibilità ritardata e agisce come difesa contro patogeni intracellulari [23], mentre la risposta dei Th-2 stimola la reazione di ipersensibilità di tipo I. Nell'uomo il pattern di risposta è simile, anche se le cellule Th-1 e Th-2 sono più plastiche. Nelle lesioni aterosclerotiche intervengono citochine in grado di promuovere una risposta Th-1 piuttosto che Th-2. Le cellule effettrici del tipo Th-1 producono *Tumour Necrosis Factor* α (TNF- α), con azione citotossica diretta sulle cellule, e INF- α che, oltre ad aumentare l'efficacia dei macrofagi nella presentazione dell'antigene, incrementa la produzione di TNF e interleuchina-1 (IL-1) [23].

Recentemente è stato sottolineato il ruolo della famiglia dei *recettori Toll-like* nei fenomeni di inizio ed evoluzione della malattia aterosclerotica. L'espressione di questi recettori segue il riconoscimento da parte delle cellule infiammatorie e immuni dei pattern molecolari associati ai patogeni e avvia le risposte immunitarie. Tra questi, il *Toll-like receptor-4* è espresso anche da cellule normalmente presenti a livello della parete vascolare, come le cellule endoteliali, i fibroblasti dell'avventizia e le cellule dendritiche. La sua attivazione, che induce le tipiche risposte infiammatorie, è innescata dai lipopolisaccaridi di membrana dei gram-negativi e da stimoli endogeni, in particolare dalle sostanze prodotte in corso di stress cellulare [24].

Tra questi mediatori endogeni i più rilevanti sono le *Heat Shock Proteins* (HSP), proteine che aumentano notevolmente in tutte le condizioni di stress cellulare per anossia, calore e infezioni e servono per l'assemblaggio e il trasporto intracellulare di altre proteine [25]. In particolare, le HSP60 sono espresse dalle cellule endoteliali, sia costitutivamente che in seguito a stress, e sono rilasciate dai monociti umani esposti alle LDL ossidate; sono state evidenziate anche nelle placche ateromatose, soprattutto nelle regioni necrotiche in stretto rapporto con i macrofagi [26]. È stato dimostrato che le risposte immunitarie dirette contro le HSP sono mediate da un par-

6

ticolare sottotipo di linfociti T (CD4[+] CD28null) che richiedono la presentazione dell'antigene con molecole MHC di classe I [27]. È possibile quindi che le risposte mediate dai linfociti dirette contro le HSP giochino un ruolo nell'aterogenesi. Allo stesso modo, i recettori *Toll-like* potrebbero intervenire nei processi di interazione tra stimoli esogeni ed endogeni e cellule coinvolte nelle lesioni aterosclerotiche, avviando il fenomeno di reclutamento e attivazione di queste cellule nelle prime fasi dell'aterosclerosi, nel rimodellamento vascolare e nella destabilizzazione della placca nelle fasi successive.

È accertato che l'aterosclerosi sia una malattia infiammatoria cronica della parete arteriosa, ma rimangono dei dubbi sul reale ruolo della risposta immunitaria. Quest'ultima potrebbe essere sia la causa che la conseguenza della lesione vascolare. Resta inoltre da chiarire come una risposta dell'organismo con finalità difensiva possa divenire essa stessa elemento di danno, cronicizzazione, instabilità di placca e conseguente sofferenza tissutale.

Bibliografia

1. Notarbartolo A (2005) Patogenesi "colesterolica" o "infiammatoria" dell'aterosclerosi: dilemma vero o fittizio? Ann Ital Med Int 20:63-68
2. [No authors listed] (1984) The Lipid research Clinics Coronary Primary Prevention Trial results. JAMA 251(3):351-364
3. Shepherd J, Cobbe SM, Ford I et al (1995) Prevention of coronary heart disease with pravastatin in men with hypercholesterolemia. N Engl J Med 333:1301-1307
4. Downs JR, Clerfield M, Weis S et al (1998) Primary prevention of acute coronary events with lovastatin in men and women with average cholesterol levels. Results of AFCAPS/TexCAPS. Air Force/Texas Coronary Atherosclerosis prevention study. JAMA 279:1615-1622
5. Sever PS, Dalhof B, Poulter NR et al (2003) Prevention of coronary and stroke events with atorvastatin in hypertensive patients who have average or lower than average cholesterol concentrations, in the anglo-Scandinavian cardiac outcomes trial - Lipid Lowering Arm (ASCOT-LLA): a multicentre randomized controlled trial. Lancet 361:1149-1158
6. Collins R, Armitage J, Parish S et al (2002) MRC/BHF Heart Protection Study of cholesterol-lowering with simvastatin in 5963 people with diabetes: a randomised placebo-controlled trial. Lancet 361(9374):2005-2016
7. Colhoun HM, Betteridge DJ, Durrington PN et al (2004) Primary prevention of cardiovascular disease with atorvastatin in type 2 diabetes in the Collaborative Atorvastatin Diabetes Study (CARDS): multicentre randomized placebo-controlled trial. Lancet 364:685-696
8. Rubins HB, Robins SJ, Collins D et al (1999) Gemfibrozil for the secondary prevention of coronary heart disease in men with low levels of high-density lipoprotein cholesterol. N Engl J Med 341:410-418
9. Nissen SE, Tuzcu EM, Schoenhagen P et al (2004) Effect of intensive compared with moderate lipid-lowering therapy on progression of coronary atherosclerosis: a randomized controlled trial. JAMA 291:1071-1080
10. Cannon CP, Braunwald E, McCabe CH et al (2004) Intensive versus moderate lipid lowering with statins after acute coronary syndromes for the Pravastatin or Atorvastatin Evaluation and Infection Therapy. N Engl J Med 350:1495-1504
11. Nissen SE, Tsunoda T, Tuzcu EM et al (2003) Effects of recombinant ApoA-I Milano on

coronary atherosclerosis in patients with acute coronary syndromes. A randomized controlled trial. JAMA 290:2292-2300

12. Schächinger V, Britten MB, Elsner M et al (1999) A positive family history of premature coronary artery disease is associated with impaired endothelium-dependent coronary blood flow regulation. Circulation 100:1502-1508

13. Iwasa S, Fan J, Shimokama T et al (1999) Increased immunoreactivity of endothelin-1 and endothelin B receptor in human atherosclerotic lesions. A possible role in atherogenesis. Atherosclerosis 146:93-100

14. Xu CB, Zhang Y, Stenman E, Edvinsson L (2002) D-Erythro-N,N-dimethylspingosine inhibits bFGF-induced proliferation of cerebral, aortic and coronary smooth muscle cells. Atherosclerosis 164:237-243

15. Verreth W, De Keyzer D, Pelat M et al (2004) Weight loss-associated induction of peroxisome proliferator-activated receptor-alpha and peroxisome proliferator-activated receptor-gamma correlate with reduced atherosclerosis and improved cardiovascular function in obese insulin-resistant mice. Circulation 110:3259-3269

16. Barani J, Nilsson JA, Mattiasson I et al (2005) Inflammatory mediators are associated with 1-year mortality in critical limb ischemia. J Vasc Surg 42:75-80

17. Psaty BM, Furberg CD (2005) COX-2 inhibitors-lessons in drug safety. N Engl J Med 352:1133-1135

18. Pasqui AL, Bova G, Maffei S et al (2005) I mediatori della risposta immunitaria nell'aterosclerosi. Ann Ital Med Int 20:81-89

19. Libby P, Ridker PM, Maseri A (2002) Inflammation and atherosclerosis. Circulation 105:1135-1143

20. Caligiuri G, Paulsson G, Nicoletti A et al (2000) Evidence for antigen-driven T cell response in unstable angina. Circulation 102:1114-1119

21. Hansson GK (2001) Immune mechanisms in atherosclerosis. Arterioscler Thromb Vasc Biol 21:1876-1890

22. Prasad A, Zhu J, Halcox JP et al (2002) Predisposition to atherosclerosis by infections: role of endothelial disfunction. Circulation 106:184-190

23. Szabo SJ, Sullivan BM, Peng SL, Glimcher LH (2003) Molecular mechanisms regulating Th1 immune responses. Ann Rev Immunol 21:713-758

24. Lien E, Ingalls RR (2002) Toll-like receptors. Crit Care Med 30:S1-S11

25. Mayr M, Kiechl S, Willeit J et al (2000) Infections, immunity, and atherosclerosis: associations of antibodies to Chlamydia pneumoniae, Helicobacter pylori and Cytomegalovirus with immune reactions to Heat-Shock Proteins 60 and carotid or femoral atherosclerosis. Circulation 102:833-839

26. Xu Q (2002) Role of heat shock proteins in atherosclerosis. Arterioscler Thromb Vasc Biol 22:1547-1559

27. Zal B, Kaski JC, Arno G et al (2004) Heat-shock protein 60-reactive CD4+ CD28 null T cells in patients with acute coronary syndromes. Circulation 109:1230-1235

Teoria infettiva e agenti patogeni

7

A. Giuliano

7.1
Teoria infettiva

Molti studi pubblicati negli ultimi dieci anni hanno analizzato la possibile associazione tra diverse infezioni virali o batteriche e aterosclerosi. Si è supposto che queste infezioni possano favorire la formazione o le complicanze delle placche aterosclerotiche. Non è ancora stato raggiunto un consenso sui possibili effetti aterogenetici degli agenti microbici analizzati e il meccanismo patogenetico rimane ancora non completamente chiarito.

7.1.1
Storia dell'ipotesi infettiva

A metà del XIX secolo R. Virchow richiamò l'attenzione sulle "irritazioni" implicate nella formazione della placca aterosclerotica. Si iniziò a parlare di una correlazione tra infezioni e aterosclerosi in un articolo francese del 1889 intitolato "*Artérites infectieuses expérimentales*" (Arteriti infettive sperimentali): gli Autori, Gilbert e Lion, sostenevano che l'infezione meritasse un posto rilevante nell'eziologia della placca aterosclerotica, come dimostrato dallo studio effettuato su conigli infettati con *Salmonella typhi* di cui si erano analizzate le arterie carotidi [1].

A partire dagli anni Settanta l'interesse per la teoria infettiva ha ripreso piede in associazione alla tesi infiammatoria. Nel 1978 uno studio dimostrò che l'infezione di polli con un herpesvirus, il *virus della malattia di Marek*, comportava un ispessimento fibroso e un deposito di lipidi nella parete vascolare simile alle placche aterosclerotiche umane [2].

Nel 1988 una serie di studi finlandesi ha descritto un'associazione tra l'esistenza di coronaropatia e la sieropositività contro *Chlamydia Pneumoniae*, batterio caratterizzato nel 1986 [3]. Una dozzina di studi successivi ha mostrato la presenza di

7

questo microrganismo nelle lesioni aterosclerotiche umane [4].

Nel 1994 un'altra serie di studi si è focalizzata sulla correlazione tra malattia coronarica e infezione da *Helicobacter pylori* [5]. Nel 1997 due studi clinici pilota hanno suggerito che un trattamento con antibiotici macrolidi migliora la prognosi della malattia coronarica [6]. Nonostante presentino delle limitazioni, tali studi hanno risvegliato l'attenzione sull'ipotesi infettiva dell'aterosclerosi, anche in virtù delle potenzialità terapeutiche.

7.1.2
Studi sierologici, studi istopatologici e *trial* clinici

I primi studi condotti sulla possibile origine infettiva dell'aterosclerosi sono stati di tipo "sieroepidemiologico": essi hanno ricercato un'associazione tra un titolo anticorpale positivo specifico per un'infezione microbica e l'esistenza di coronaropatia. I dati ottenuti hanno dimostrato l'esistenza di un'associazione per *H. pylori* [5] e *C. pneumoniae* [3]. Tuttavia, si tratta di un'associazione statistica e non di un nesso di causalità.

Altri metodi per studiare la partecipazione di un agente infettivo all'aterosclerosi sono stati la ricerca della sua presenza nella placche ateromasiche con studi di tipo "istopatologico": le proteine virali o batteriche sono state ricercate con metodi immunoistochimici, le sequenze nucleotidiche attraverso ibridazione *in situ* o tecniche di amplificazione genica oppure si è provato a isolare in coltura l'intero microrganismo. Nel 1997 Danesh e colleghi hanno analizzato la presenza di *C. pneumoniae* con i tre metodi sopraindicati: il microrganismo era dieci volte più frequente nelle placche rispetto alle zone di parete arteriosa sana (intervallo di confidenza al 95%, compreso tra 5 e 22) [4]; per quanto riguardava un virus erpetico, il *Cytomegalovirus umano*, la differenza ottenuta con metodi di amplificazione genica era di 2,5 (IC 95%: 1,6-3,8). Due studi hanno evidenziato la presenza di *H. pylori* nel 44% delle placche, contro lo 0% di presenza nelle zone sane esaminate [7,8]· I risultati provano un tropismo di questi tre microrganismi per le placche, ma non stabiliscono una loro implicazione patogenica. La loro presenza potrebbe essere inoffensiva e non dimostrativa di un ruolo attivo; analogamente, l'assenza di un microrganismo dalla placca non esclude totalmente una sua partecipazione all'aterogenesi. A ciò si aggiunge la scarsa riproducibilità dei metodi utilizzati per la valutazione della presenza microbica nelle placche.

Altri studi si sono concentrati sul trattamento antibiotico dei processi infettivi per analizzare un'eventuale risposta regressiva della malattia aterosclerotica. Iniziali *trial* clinici condotti in Gran Bretagna e in Argentina hanno sostenuto che la terapia antibiotica poteva condurre a una larga riduzione del rischio cardiovascolare in prevenzione secondaria in pazienti con sindrome coronarica acuta o malattia coronarica stabile. Lavori successivi di Anderson non hanno confermato tale beneficio [9]. In seguito, lo studio WIZARD (*Weekly Intervention with Zithromax for Atherosclerosis and its Related Disorders*), che ha coinvolto ben 7724 pazienti con pregresso infarto miocardico e sieropositività per *C. pneumoniae*, non ha riscontrato un beneficio a lungo termine, anche se è stato ottenuto un iniziale risultato positivo dopo soli tre mesi di terapia con azitromicina [10].

Analogamente, anche lo studio AZACS (*the Azythromycin in Acute Coronary Syndromes*), effettuato su 1439 pazienti, non ha evidenziato alcun beneficio, seppur le sue conclusioni erano limitate dalla breve durata del trattamento (5 giorni di terapia con azitromicina) [11].

I *trial* ACES (*Azithromycin and Coronary Events Study*) e PROVE IT-TIMI (*Pravastatin or Atorvastatin Evaluation and Infection Therapy-Thrombolysis in Myocardial Infarction*) hanno aggiunto nuove informazioni. L'ACES è uno studio randomizzato, in doppio cieco, coinvolgente 4012 pazienti con malattia coronarica stabile, senza essere a conoscenza del loro *status* sierologico per *C. pneumoniae*. Ai partecipanti si è somministrata azitromicina o placebo settimanalmente per un anno. Il periodo di follow-up è durato quattro anni. Nel 22,4% dei pazienti trattati con placebo, contro il 22,3% di quelli in terapia con azitromicina, si è verificato decesso per evento cardiovascolare acuto, infarto miocardico, *angina* instabile o si è effettuata una rivascolarizzazione coronarica; si è ottenuta quindi una riduzione di meno dell'1% con intervallo di confidenza ristretto (da -13 a 13%). I risultati hanno permesso di concludere che il trattamento con azitromicina, anche se continuativo per un anno, è inefficace nella prevenzione secondaria di eventi cardiovascolari [12].

Il *trial* PROVE IT-TIMI è uno studio randomizzato, in doppio cieco, che ha reclutato 4162 pazienti sottoposti a terapia con gatifloxacina, un fluorochinolone più potente dell'azitromicina, contro placebo, per la prevenzione secondaria di eventi cardiovascolari. L'antibiotico o il placebo sono stati somministrati per dieci giorni ogni mese, con un periodo di follow-up dai diciotto ai trentadue mesi. Gli eventi cardiovascolari si sono verificati nel 25,1% dei pazienti trattati con placebo e nel 23,7% di quelli che hanno ricevuto gatifloxacina. Anche in questo caso la differenza non è stata significativa (intervallo di confidenza da -8 a 16%) e non è stato rilevato nessun beneficio neppure nei sottogruppi con elevati livelli di PCR o con sieropositività per *C. pneumoniae* [13].

Gli antibiotici non si sono quindi dimostrati per il momento in grado di prevenire eventi cardiovascolari. Una delle possibili ipotesi di tale fallimento sarebbe l'incapacità da parte dell'azitromicina di intervenire sui batteri presenti nei macrofagi e nelle cellule muscolari lisce della placca. In condizioni ostili, soprattutto in presenza di INF-γ, *C. pneumoniae* può trovarsi in condizioni di quiescenza con una persistenza tissutale e un'attività metabolica debole, tali da permetterle di sfuggire all'azione dell'antibiotico [14]. In aggiunta, un trattamento antibiotico prolungato può selezionare ceppi resistenti con insuccesso terapeutico.

7.1.3
Meccanismi con cui le infezioni contribuiscono all'aterosclerosi

Tre modelli potrebbero spiegare l'intervento dell'infezione in una malattia infiammatoria cronica come quella aterosclerotica.

Il primo si basa sul fatto che un microrganismo potrebbe essere la causa diretta e specifica dell'infiammazione, per la sua presenza transitoria o permanente in un tessuto.

Il secondo meccanismo richiama il mimetismo molecolare: la patologia sarebbe la conseguenza di una reazione crociata, autoimmune, dovuta a una somiglianza antigenica tra gli epitopi del microrganismo e quelli del tessuto interessato [15].

Il terzo modello considera gli agenti infettivi come indiretti o non specifici: tutte le infezioni attivano una reazione infiammatoria generale che potrebbe innescare le lesioni aterosclerotiche focali.

Considerando il primo modello, dal momento che l'aterosclerosi è una malattia che si sviluppa nell'arco di decenni e ha una forte prevalenza nella popolazione generale, si arriva a incriminare dei microrganismi con un profilo particolare: larga distribuzione nella popolazione, tropismo per la parete vascolare, possibilità di latenza e di recidive, capacità di influire sul ciclo evolutivo della placca. Gli agenti infettivi che possiedono tutte o parte di queste caratteristiche sono gli herpesvirus, in particolare *Cytomegalovirus umano* (CMV), *C. pneumoniae* e *H. pylori*.

Studi sulle HPS (cfr. paragrafo 6.1) confermano la possibilità di un intervento del secondo modello nella spiegazione della correlazione tra infezione e aterosclerosi: queste proteine, prodotte in eccesso in seguito a processi infiammatori e infettivi, potrebbero accendere una reazione autoimmune. In alcuni modelli sperimentali si è riscontrata un'induzione delle placche aterosclerotiche attraverso l'immunizzazione degli animali con HSP65 micobatteriche [16], mentre anticorpi diretti contro queste HSP sono correlati all'ispessimento delle arterie carotidee [17]. Dato che le HSP sono molecole altamente conservate, tali associazioni sono compatibili con l'ipotesi che le infezioni batteriche, come quelle da *C. pneumoniae*, comportino lo sviluppo di anticorpi in grado di *cross*-reagire con le HSP umane, sovraespresse nelle cellule endoteliali, contribuendo allo sviluppo della malattia aterosclerotica [18].

Alcuni microrganismi, come gli herpesvirus e *C. pneumoniae*, producono un "effetto citolitico" nelle cellule endoteliali e muscolari lisce [19,20]. Gli herpesvirus sono in grado di persistere allo stato latente in diverse cellule dell'organismo: CMV rimane residente nei monociti-macrofagi e nelle cellule endoteliali, fondamentali per la genesi e l'evoluzione della malattia aterosclerotica (cfr. paragrafo 7.1.2) [3,4]. È stato dimostrato che, in seguito a diversi stimoli, il virus latente nei monociti CD14[+] può riattivarsi, ritornando in uno stato litico. La citolisi avviene in seguito all'esposizione delle proteine virali nel contesto delle molecole del MHC di classe I sulla superficie delle cellule infettate; queste cellule sono riconosciute dai linfociti T CD8[+] che ne mediano la citolisi. La lisi e la desquamazione delle cellule endoteliali potrebbe portare alla cronicizzazione di un'attività infiammatoria all'interno della parete vascolare [21]. Le cellule mononucleate del sangue periferico (*Peripheral Blood Mononuclear Cells*, PBMCs) possono indurre la lisi delle cellule muscolari lisce infettate con i virus erpetici, effetto citolitico che sembra essere mediato dalle cellule *Natural Killer* (NK). Tali cellule, infatti, possiedono la capacità di uccidere bersagli cellulari nelle fasi precoci dell'infezione, soprattutto da herpesvirus, anche se il virus è in grado di inibire l'espressione del MHC di classe I [22].

I microrganismi patogeni possono però causare delle alterazioni funzionali delle cellule infette senza provocarne la lisi. Sia i virus erpetici che *C. pneumoniae* possono modulare l'attività procoagulante delle cellule endoteliali infettate [23] e promuovere la proliferazione cellulare; le cellule dell'endotelio stimolano la proliferazione di quelle della muscolatura liscia o in maniera diretta, se infettate da CMV, o attraverso l'espressione di un fattore solubile, se infettate da *C. pneumoniae* [24,25].

Inoltre, i monociti infettati da *C. pneumoniae* secernono *Insulin-like Growth Factor-2* (IGF-2) che incrementa l'infettività del microrganismo per queste cellule; i monociti infettati aumentano la loro adesione all'endotelio e sono in grado di trasmettere l'infezione alle cellule endoteliali, avviando così il processo aterogenetico [25].

La sopravvivenza del patogeno in forma latente nelle cellule endoteliali potrebbe mantenere quelle alterazioni funzionali dell'endotelio che sono alla base della malattia aterosclerotica [23]. Un'infezione divenuta latente a livello della parete vascolare potrebbe avere tre conseguenze: il microrganismo potrebbe essere uno "spettatore innocente" [26], senza alterare l'omeostasi vascolare, oppure causare alterazioni funzionali e metaboliche delle cellule del vaso oppure potrebbe riattivarsi improvvisamente in seguito a particolari stimoli e provocare cambiamenti nell'assetto trombotico e infiammatorio, con possibilità di complicanze acute della placca aterosclerotica.

A questo proposito, alcuni studi hanno riscontrato un'associazione tra infezione da CMV e restenosi coronarica [27]: tale processo sarebbe innescato da una riattivazione del CMV che causa l'inattivazione della proteina p53, un oncosoppressore che regola il ciclo cellulare, con conseguente proliferazione incontrollata delle cellule muscolari lisce [28]. Tale inattivazione avverrebbe grazie alla capacità del CMV di legarsi all'oncosoppressore [28]. L'inattivazione o la perdita di p53 può rappresentare uno degli stadi della cancerogenesi; per questo motivo è stato analizzato il possibile ruolo degli herpesvirus nell'induzione del processo di trasformazione neoplastica [27]. In effetti, come già precedentemente enunciato, alcune caratteristiche della lesione aterosclerotica sono in comune con le neoplasie benigne [29].

Un ulteriore meccanismo con cui gli agenti infettanti possono contribuire all'aterosclerosi è rappresentato dall' "integrazione del genoma virale" nella cellula infettata: questo processo avvia una trasformazione cellulare virale che potrebbe spiegare l'origine monoclonale dell'aterosclerosi [30].

La dimostrazione che l'infezione delle cellule della parete vascolare può predisporre all'aterosclerosi è stata effettuata attraverso diversi studi *in vitro*. Si è così evidenziato che l'infezione può stimolare la proliferazione delle cellule muscolari lisce, inibirne l'apoptosi e aumentarne la migrazione nelle lesioni aterosclerotiche; inoltre, può aumentare l'accumulo di lipidi a livello della placca [31].

Le infezioni causano anche una serie di "effetti sistemici", aumentando l'espressione delle citochine circolanti, delle proteine di fase acuta e dei leucociti e attivando la risposta mediata dal sistema immunitario.

Le infezioni da CMV determinano un aumento dei livelli di INF-α, il quale sembra in grado di indurre l'espressione della proteina chemiotattica per i monociti (MCP-1), dei linfociti T CD4$^+$ e CD8$^+$ [32]. Il reclutamento dei linfociti T e dei monociti potrebbe dare avvio, anche in assenza del virus, a una risposta infiammatoria a livello della parete vascolare, importante per mantenere il processo aterogenetico [27]. Inoltre, CMV induce un aumento della produzione di TNF-α e di interleuchina-1 α (IL-1 α) nei macrofagi, con attivazione delle cellule endoteliali, delle cellule T e dei macrofagi stessi; nelle cellule endoteliali, invece, causa un aumento di produzione di IL-6 che porta al differenziamento di linfociti T e B e innesca le reazioni di fase acuta.

C. pneumoniae stimola la produzione da parte dei macrofagi di interleuchina-12 (IL-12) che promuove l'evoluzione della placca, di interleuchina-10 (IL-10) che sopprime le funzioni macrofagiche con cronicizzazione dell'infiammazione e delle stesse citochine indotte da CMV. L'infezione delle cellule muscolari lisce, invece, causa la sintesi del Fattore di Crescita basico dei Fibroblasti (bFGF) con conseguente alterazione strutturale della lesione ateromatosa.

Infine, si assiste a un aumento di mediatori dell'infiammazione anche nel corso di infezione da *Mycoplasma pneumoniae*, altro patogeno per il quale si è studiata una possibile associazione con la malattia aterosclerotica [33]: il batterio induce infatti un incremento della produzione di IL-2, che stimola la proliferazione dei linfociti T, INF-α, il quale attiva i macrofagi e aumenta l'espressione di MCH, IL-1 e TNF-β.

Due interleuchine, di cui è stato dimostrato l'incremento durante il processo infiammatorio conseguente a un'infezione, l'IL-6 e l'IL-1, mettono in moto la reazione chiamata di fase acuta, durante la quale vengono sintetizzate le cosiddette "proteine di fase acuta"; tra queste, la già citata PCR, legandosi alle membrane dell'agente microbico, opsonizza i patogeni e attiva la cascata complementare, mentre la proteina legante il mannosio si lega ai residui di mannosio presenti sulla superficie batterica e agisce come opsonina.

7.1.4
Ruolo del *pathogen burden*

Tutti gli studi si sono inizialmente concentrati sul ruolo di un singolo agente infettivo nel causare l'aterosclerosi. Tuttavia, l'agente causale potrebbe essere rappresentato non da un solo patogeno, ma dall'insieme di più microrganismi: attualmente si ipotizza infatti che il rischio cardiovascolare sia connesso alla carica patogena, il *pathogen burden* [34].

Molti studi prospettici hanno trovato una correlazione tra la carica patogena e la prognosi a lungo termine della malattia coronarica. Nel 2001 Zhu e colleghi hanno studiato le conseguenze della carica patogena di sei microrganismi (HSV-1, HSV-2, CMV, HAV, *C. pneumoniae* e *H. pylori*) sul rischio di infarto miocardico acuto in 890 soggetti con malattia coronarica: lo studio ha dimostrato che il *pathogen burden* sembrerebbe essere correlato a un incremento della morbilità e della mortalità cardiovascolare [35].

Uno studio dello stesso anno ha analizzato l'impatto di otto differenti agenti infettivi (HSV-1, HSV-2, CMV, Epstein Barr Virus [HBV], *Haemophilus influenzae*, *C. pneumoniae*, *M. pneumoniae* e *H. pylori*) sul rischio di eventi cardiovascolari futuri in 1018 pazienti con coronaropatia documentata angiograficamente. I risultati ottenuti hanno confermato l'ipotesi che il numero di patogeni a cui un individuo è stato esposto nel corso della vita può avere una conseguenza sulla prognosi della sua malattia aterosclerotica [36]. La stessa conclusione è stata raggiunta in un altro studio che ha esaminato l'effetto degli stessi agenti patogeni del lavoro precedentemente citato in 504 pazienti con presenza di placche aterosclerotiche a livello carotideo [37].

È stato osservato che l'aumento della carica dei patogeni conduce anche all'incremento della disfunzione endoteliale [38].

Questi risultati suggeriscono che la carica patogena può non solamente contribuire allo sviluppo della lesione aterosclerotica, ma anche scatenarne le complicanze acute, come la rottura di placca e l'occlusione trombotica.

7.1.5
Malattia parodontale e patologia cardiovascolare: correlazione o semplice coincidenza?

Negli ultimi decenni, il possibile ruolo delle infezioni orali e, in particolare, di quella parodontale come fattore di rischio per malattie sistemiche, ha suscitato un considerevole interesse. Sebbene alcuni studi non abbiano riscontrato un'associazione tra la parodontite cronica e le malattie cardiovascolari (MCV) [39-41], altri [42-44] hanno suggerito che l'infezione dei tessuti di sostegno del dente possa essere considerata un importante fattore di rischio "modificabile" per le MCV. A oggi, le due patologie sembrano possedere caratteristiche comuni, perché interessano la stessa tipologia di pazienti. La parodontite colpisce soprattutto l'età media, proprio quando gli eventi cardiovascolari sono più frequenti, rappresentando un modello cronico di infezione. Per spiegare tale associazione, molti studi hanno focalizzato l'attenzione sui meccanismi che riguardano gli effetti sistemici causati da microrganismi parodontali, inclusi l'aggregazione piastrinica, la formazione della placca ateromasica, l'aumento dei livelli lipidici, l'attivazione delle proteine della fase acuta e la produzione sistemica di mediatori flogistici e citochine proinfiammatorie. L'associazione tra parodontite e malattie cardiovascolari si può spiegare attraverso il ruolo negativo esercitato dall'infiammazione sistemica sul processo di aterosclerosi e/o sulla destabilizzazione delle placche ateromasiche e/o sull'ipercoagulabilità. L'origine del fenomeno potrebbe essere attribuita al passaggio di batteri dal cavo orale all'apparato cardiocircolatorio, con conseguenti gravi danni all'endotelio, quando venga raggiunto il sistema vascolare coronarico. Alcuni marker infiammatori, come la Proteina C Reattiva (PCR), sono elevati sia nei pazienti con parodontite che in quelli affetti da infarto del miocardio. Altri studi evidenziano che la correlazione parodontite-malattie cardiovascolari potrebbe essere dovuta a una risposta autoimmunitaria causata dall'elevata somiglianza tra alcuni peptidi antigeni di origine batterica, come le proteine HSP, e le proteine umane. Le proteine HSP sono espresse sulle membrane batteriche e possono aumentare la risposta immunitaria innata con la produzione di alti livelli di anticorpi cross-reattivi e cellule T-helper autoaggressive. Le cellule endoteliali che possono presentare HSP in risposta a diversi stimoli diventano più sensibili alla lisi cellulare indotta da anticorpi anti-HSP, con conseguente danno tissutale. Fra i meccanismi proposti per spiegare tale associazione l'azione diretta dei batteri orali, in particolare dei batteri parodontontali, nella patogenesi della placca aterosclerotica [45,46] e il possibile coinvolgimento dei mediatori infiammatori derivanti dall'infezione parodontale [47,48] sembrano quelli verosimilmente responsabili. È stato dimostrato infatti [49,50], che alcune specie batteriche quali *Actinobacillus actinomycetem comitans, Porphyromonas gingivalis, Prevotella intermedia* e le tossine da queste prodotte riescono a penetrare la barriera epiteliale dei tessuti di sostegno del dente invadendo i distretti limitrofi e, attraverso il circolo ematico, raggiungono le placche aterosclerotiche, favorendo la formazione di trombi o emboli che possono di conseguenza condurre all'infarto del miocardio [51-53]. Indirettamente, i batteri parodontali evocano il rilascio di mediatori pro-infiammatori: in particolare di interleuchine (IL) che potrebbero indurre la secrezione a livello epatico di proteine della fase acuta, quali la PCR e il fibrinogeno, contribuendo così alla formazione dell'ateroma. Quindi, alla luce di quanto riportato in letteratura e data l'evidenza del rapporto tra parodontite cronica e aterosclerosi, è ragionevole pensare che i pazienti affetti da parodontite cronica dovrebbero essere resi consapevoli di questa possibile associazione, pur senza creare in loro allarmismi ingiustificati. Inoltre, la cooperazione interdisciplinare tra cardiologi, internisti e odontoiatri potrebbe favorire una descrizione più precisa dello *status* infiammatorio in pazienti con MCV e parodontite, sottolineando l'efficacia preventiva del trattamento parodontale. I soggetti a rischio di MCV che presentano anche parodontite cronica dovrebbero essere sottoposti al più presto a cure parodontali per eradicare i batteri parodontopatogeni dall'ambiente sottogengivale e per prevenire le recidive della parodontite stessa. Poiché l'effetto cardio-protettivo della terapia parodontale rimane ancora oggi dubbio, ulteriori studi sono necessari per chiarire sia il ruolo della parodontite nella patogenesi degli eventi cardiovascolari sia l'effetto che il controllo/eliminazione dell'infezione parodontale può avere sui marker dell'infiammazione sistemica in individui esenti da MCV. Se così fosse, la dimostrazione del ruolo causale degli agenti infettivi nell'aterosclerosi avrebbe un importante impatto sulla salute pubblica, poiché attraverso il controllo dell'infezione parodontale sarebbe possibile prevenire o rallentare l'evoluzione delle patologie cardiovascolari associate ad aterosclerosi.

7.2
Agenti infettivi coinvolti nel processo aterosclerotico

Lo sviluppo dell'ipotesi "lipidica" nel secolo scorso ha oscurato, per molti decenni, la potenziale associazione tra gli agenti infettivi e l'aterosclerosi. In realtà, non tutti i pazienti con aterosclerosi presentano iperlipidemia e viceversa; molti ricercatori hanno postulato un possibile ruolo di alcuni agenti infettivi nell'eziopatogenesi della malattia aterosclerotica. Sono numerosi gli studi che, utilizzando le sempre più moderne tecniche di diagnosi microbiologica e molecolare, si sono concentrati sul possibile ruolo di eventuali agenti infettivi (alcuni dei quali mostrano un tropismo particolare per delle linee cellulari coinvolte nel processo aterosclerotico) nella formazione e nella progressione della malattia aterosclerotica. Recentemente studi epidemiologici hanno messo in evidenza una relazione tra parodontite, infarto miocardico, ictus e mortalità. La perdita di un elevato numero di denti e la distruzione ossea rilevabile nel paziente affetto da parodontite grave, sono associate infatti a una aumentata prevalenza di placche ateromatose carotidee. Nei pazienti con patologie infiammatorie del cavo orale è stato osservato, inoltre, un aumento del rischio di infarto miocardico e di aterosclerosi. Studi clinici controllati indicano che il trattamento della parodontite migliora la funzione dell'endotelio. Dei molti microrganismi valutati in relazione all'aterosclerosi, verranno di seguito descritti quelli che, più di altri, hanno mostrato un possibile ruolo in questa patologia.

7.2.1
Chlamydophila pneumoniae

I primi studi circa una possibile associazione tra *C. pneumoniae* e l'aterosclerosi iniziarono poco dopo l'isolamento del microrganismo. Nel 1988 Saikku e colleghi dimostrarono che pazienti con infarto miocardico acuto presentavano titoli anticorpali anti-*C. pneumoniae* più alti rispetto al gruppo di soggetti sani [3]. Da allora sono stati effettuati moltissimi studi riguardanti la correlazione tra la sieropositività nei confronti di *C. pneumoniae* e la malattia coronarica ma, nonostante le numerose ricerche, le indagini sieroepidemiologiche non sono in grado di provare un'associazione causale.

Altri lavori hanno pertanto cercato di dimostrare la presenza del microrganismo direttamente nelle lesioni aterosclerotiche attraverso tecniche di immunofluorescenza e immunoistochimica o tramite l'isolamento colturale diretto.

Nei primi studi, di tipo sieroepidemiologico, sono stati utilizzati saggi di microimmunofluorescenza (MIF). Un workshop per la standardizzazione del test MIF nel 2001 lo ha raccomandato come unico test sierologico accettabile, nonostante anche questo saggio presenti difficoltà nell'interpretazione dei risultati e una riproducibilità compresa tra il 60 e l'80% [54]. Attualmente tale metodica di ricerca è stata superata dalle moderne tecniche di Polimerase Chain Reaction (PCR).

Nel 1992 è stata rilevata la presenza di *C. pneumoniae* nelle lesioni aterosclerotiche da Shor e colleghi e, in particolare, il microrganismo è stato evidenziato nelle cellule schiumose delle placche ateromatose [55]. La presenza di *C. pneumoniae* è stata anche rilevata nelle cellule muscolari lisce di arterie coronariche ottenute da soggetti deceduti affetti da aterosclerosi coronarica. Questi risultati sono stati confermati anche da Kuo e colleghi che hanno trovato evidenza istologica e attraverso PCR di *C. pneumoniae* nell'86% degli ateromi di arterie coronarie di soggetti giovani (tra i 15 e i 34 anni di età) [56]. Inoltre, la maggior parte dei pazienti con coronaropatia è risultata positiva per *C. pneumoniae* attraverso PCR, immunoistochimica, microscopia elettronica e ibridazione *in situ* [57].

Nel 1996 Mulhestein e colleghi hanno analizzato placche aterosclerotiche di pazienti sottoposti ad aterectomia coronarica per rilevare la presenza del microrganismo e hanno confrontato i risultati così ottenuti con due gruppi di controllo. Il 79% dei 90 campioni è risultato positivo; al contrario, solo il 4% dei 24 controlli ha dimostrato la presenza di *C. pneumoniae* [58]. Il legame tra questo patogeno e l'aterosclerosi coronarica è stato confermato anche da studi diretti a dimostrare la positività di anticorpi contro membri della famiglia delle HSP (cfr. paragrafi 6.3 e 7.1.3) in soggetti con infezioni persistenti da *C. pneumoniae*.

L'infezione intracellulare persistente di *C. pneumoniae* potrebbe spiegare la sua resistenza al trattamento antibiotico e il legame tra infezioni latenti croniche e l'aterogenesi [59]. Nel 1998 Kol ha localizzato l'HSP60 di *C. pneumoniae* nei macrofagi presenti all'interno di lesioni aterosclerotiche umane [58b].

L'Università di Washington ha realizzato una serie di studi, pubblicati da Kuo e Campbell nel 2002, effettuando saggi di immunoistochimica e PCR su ateromi coronarici. *C. pneumoniae* è stata ritrovata in 148 dei 272 tessuti ateromatosi e in nessuno dei 52 tessuti normali esaminati [25].

Altri studi si sono focalizzati sulla possibile correlazione tra infezione da *C. pneumoniae* e aterosclerosi carotidea, ricercando il microrganismo nelle placche aterosclerotiche prelevate con endoarteriectomia. Uno di questi ha riscontrato la presenza del patogeno in 18 (38%) delle 48 placche analizzate [60]. La presenza di *C. pneumoniae* era associata anche a elevati livelli di proteine di fase acuta e marker proinfiammatori, come la proteina C reattiva [61]. In un altro studio Sessa ha ritrovato un'evidenza sierologica che supportava l'associazione tra il DNA di *C. pneumoniae* nelle cellule mononucleate del sangue periferico e le lesioni aterosclerotiche carotidee sintomatiche [62]. Il microrganismo era presente nel 72,2% dei pazienti con lesioni carotidee sintomatiche e solo nel 30,3% dei pazienti asintomatici. L'Autore ha suggerito quindi la possibilità di utilizzare l'evidenza del DNA di *C. pneumoniae* nelle cellule mononucleate del sangue periferico come marker del rischio di infezione endovascolare da *Chlamydia*.

Il rapporto tra rischio aterosclerotico e sieropositività per *C. pneumoniae* è stato poi verificato in un ampio studio di popolazione da Mayr: la prevalenza e la gravità dell'aterosclerosi nelle arterie carotidee e femorali era significativamente collegata alla presenza di anticorpi IgA specifici per *C. pneumoniae*, anche se gli individui presentavano anche altri fattori di rischio. Comunque, la presenza del microrganismo da solo non sembrava sufficiente a spiegare l'incidenza di sintomi cerebrovascolari [63]. Ciervo e i suoi collaboratori, nel 2003, hanno analizzato tre aliquote indipendenti dell'estratto di DNA proveniente da 15 placche carotidee, paragonando un metodo di PCR tradizionale a una *Real Time* PCR (RT-PCR). Tutti i campioni sono risultati negativi con la PCR tradizionale, mentre tre di questi (20%) sono risultati positivi tramite RT-PCR con un numero limitato difficilmente individuabile con tecniche meno sensibili [64].

Studi più recenti suggeriscono un nesso anche tra infezione da *C. pneumoniae* e crescita dell'aneurisma dell'aorta addominale, rischio di rottura e necessità di intervento chirurgico elettivo [65]. *C. pneumoniae* potrebbe indurre un'attivazione immunitaria con danneggiamento cronico delle cellule endoteliali in grado di innescare un processo proteolitico nella parete dell'aorta addominale [66]. È stato anche ipotizzato che le proteine della membrana esterna del batterio possano scatenare una reazione autoimmunitaria nella parete aortica, come dimostrato dalla *cross*-reazione tra tali proteine e le immunoglobuline umane [67].

Altri studi hanno dimostrato la presenza dei corpi elementari di *C. pneumoniae* nelle cellule dell'intima delle placche ateromasiche dell'aorta. Cheuk e colleghi, attraverso saggi di PCR, hanno evidenziato la presenza del DNA di *C. pneumoniae* in tutti i 16 pazienti con rottura dell'aneurisma aortico [68]. Blasi ha riscontrato la presenza del DNA di *C. pneumoniae* nel 39% di 41 pazienti con aneurisma dell'aorta addominale, sia nella placca aterosclerotica che nelle cellule mononucleate del sangue [69].

Nel 1997 Kuo ha riportato i risultati di uno studio per dimostrare la presenza del microrganismo nelle lesioni aterosclerotiche di pazienti operati per *bypass* agli arti inferiori a causa di *claudicatio intermittens*. I frammenti bioptici ottenuti dalle arterie femorali e poplitee sono stati analizzati attraverso tecniche immunoistochimiche e PCR. Il patogeno era presente nel 48% dei 23 pazienti [70]. In un altro studio la PCR è risultata positiva per *C. pneumoniae* nel 59% di 85 pazienti sottoposti a intervento chirurgico per arteriopatia obliterante degli arti inferiori [71].

Inoltre, l'azitromicina in dosi di 300 mg/die per 28 giorni è stata in grado di prevenire la progressione di tale malattia in soggetti di sesso maschile sieropositivi per *C. pneumoniae* per 2,7 anni [71].

Altri studi, invece, hanno utilizzato dei modelli animali: ceppi di topi iperlipidemici (apo E$^{-/-}$) o altri ceppi di topi (apo E$^{-/-}$ o recettore LDL$^{-/-}$) che sviluppano lesioni in seguito a una dieta aterogenetica. Dopo averli infettati per via transnasale con *C. pneumoniae*, tutte le loro lesioni aterosclerotiche contenevano il microrganismo [72]. Blessing ha dimostrato che l'infezione cronica con *C. pneumoniae* poteva causare modificazioni infiammatorie a livello coronarico e aortico in topi C57BL/6J normocolesterolemici, ma non dava inizio a lesioni aterosclerotiche [73]. Quindi, il batterio era in grado di accelerare lo sviluppo di lesioni aterosclerotiche solo in topi con dislipidemia.

Altri modelli animali utilizzati sono stati i conigli bianchi che hanno sviluppato lesioni aterosclerotiche a livello aortico dopo essere stati infettati con *C. pneumoniae*. Un trattamento settimanale con azitromicina preveniva lo sviluppo di tali lesioni [74]. Infine, un'infezione acuta con *C. pneumoniae* promuoveva uno stato procoagulante con vasospasmo, elevati livelli di fibrinogeno e riduzione di NO in maiali, modelli di disfunzione endoteliale connessa ad aterogenesi [75].

I modelli animali riescono così a dimostrare il ruolo di *C. pneumoniae* nell'indurre infiammazione e alterazioni dell'integrità endoteliale.

Concludendo, la globalità di questi lavori sottolinea l'evidenza di infezione cronica di *C. pneumoniae* nelle placche ateromasiche delle arterie coronariche, carotidee, iliaco-femorali e dell'aorta; più di 40 differenti studi hanno dimostrato la presenza del patogeno attraverso ricerche sierologiche, analisi istopatologica delle placche, studi *in vitro* e con modelli animali. La questione ancora da definire è se *C. pneumoniae* abbia un ruolo attivo nell'aterogenesi [25]: il microrganismo, infatti, interagisce con le cellule endoteliali e con quelle infiammatorie, ma ancora non si conosce se è una presenza innocente nella lesione aterosclerotica o se è direttamente coinvolto nella progressione della placca. Occorrono anche studi per paragonare i risultati ottenuti con tecniche immunoistochimiche con quelli derivanti da tecniche più sensibili, come la RT-PCR.

7.2.2
Mycoplasma pneumoniae

Per primi Taylor-Robinson e Thomas, nel 1998, hanno valutato la presenza di *M. pneumoniae* nel tessuto vascolare [76]. In uno studio il DNA di *M. pneumoniae* è stato individuato nel 2,5% dei campioni da aterectomia e nel 3% di quelli da trapianto di valvole cardiache [33].

In un altro studio sono state analizzate sezioni seriali di segmenti di arteria coronaria sia in soggetti con placche instabili che stabili, mediante saggi di ibridazione *in situ*, confermati in alcuni casi da microscopia elettronica. *M. pneumoniae* è stato evidenziato sottoforma di piccoli granuli brunastri nell'area lipidica delle placche, sia nella matrice extracellulare sia nelle cellule schiumose, principalmente di soggetti con placche instabili; le placche stabili, generalmente più fibrotiche che lipidiche, mostravano molti meno patogeni. Il batterio, inoltre, è stato ritrovato anche nella media e nell'avventizia, generalmente in forma più grande, nei pazienti con placche instabili; invece era praticamente assente nelle placche stabili. Nei campioni non aterosclerotici, usati come controllo negativo, c'era totale assenza del patogeno [77].

Successivamente gli stessi Autori hanno svolto un'ulteriore studio, sempre tramite saggi di ibridazione *in situ* per la ricerca di *M. pneumoniae* e *C. pneumoniae*, analizzando segmenti seriali di arteria coronaria: quasi in tutti i segmenti analizzati veniva osservata la presenza di *M. pneumoniae* nell'intima, ma la quantità maggiore è stata trovata nelle aree lipidiche dell'ateroma. Il patogeno era particolarmente presente nei soggetti con rottura della placca, fenomeno attribuibile al fatto che le placche vulnerabili contengono maggiore quantità di colesterolo, indispensabile per la crescita del micoplasma; nei controlli negativi non aterosclerotici, invece, il patogeno non è stato individuato [78].

Un ulteriore studio ha analizzato la compresenza di *C. pneumoniae* e *M. pneumoniae* in 549 pazienti, in età compresa tra 52 e 72 anni, sottoposti ad angiografia coronarica per sospetto di patologia cardiovascolare; di questi, il 50% era soggetto a ipertensione, il 42% presentava iperlipidemia e il restante diabete mellito. Gli anticorpi contro *M. pneumoniae* erano maggiormente presenti in individui dove c'era stata conferma di una patologia cardiovascolare, così come la percentuale di pazienti con una sieropositività combinata per entrambi i patogeni era più elevata in questo gruppo di soggetti. La coinfezione sembra quindi essere un importante fattore di rischio per l'aterogenesi: in particolare, come precedentemente definito in altri studi, è plausibile che *M. pneumoniae* aumenti la virulenza di altri patogeni [79].

7.2.3
Cytomegalovirus umano

Il ruolo del CMV nell'aterosclerosi è stato studiato attraverso modelli animali, ricerche sieroepidemiologiche e studi *in vitro* circa la sua interazione con le cellule coinvolte nel processo aterosclerotico. L'accelerazione dell'aterogenesi da parte degli herpesvirus è stata ipotizzata inizialmente nel 1978, osservando come il virus della sindrome di Marek, un herpesvirus aviario, produceva tipiche lesioni aterosclerotiche nei polli normocolesterolemici [80].

Nel 1983 vennero individuate proteine del CMV in cellule prelevate da arterie di pazienti con aterosclerosi [27]. Nel 1987 studi su pazienti sottoposti a interventi cardiovascolari mostrarono un'associazione tra le infezioni da CMV e l'aterosclerosi.

Uno studio del 1989 ha evidenziato come le infezioni da CMV, acquisite di recente o dovute a riattivazione del virus latente, sono associate a una delle maggiori complicazioni del trapianto cardiaco, accelerando l'aterosclerosi nelle arterie coronarie [81].

Hendrix nel 1990 correlò la presenza del CMV nella parete vascolare con l'ipotesi che il virus potesse essere coinvolto nell'aterogenesi; sempre in questo lavoro fu evidenziato che la quantità del virus era collegata alla gravità del processo aterosclerotico. Fu dimostrata, infatti, tramite saggi di PCR, la presenza dell'acido nucleico del patogeno nel 90% dei campioni prelevati dall'aorta addominale o dall'arteria femorale di pazienti con aterosclerosi grave (grado III), in confronto al 53% di campioni positivi prelevati in sede di autopsia da pazienti con aterosclerosi lieve (grado I) [82].

L'assenza del virus, tuttavia, non esclude la presenza del CMV latente e non rilevabile dai comuni metodi di indagine, forma in cui comunque può indurre una risposta infiammatoria locale [83]. Un grande numero di studi conferma la possibilità per CMV di infettare cellule importanti nell'aterogenesi, come le cellule muscolari lisce, quelle endoteliali e quelle infiammatorie, come i monociti. Inoltre, l'infezione delle cellule muscolari porta alla produzione di specie reattive dell'ossigeno che attivano il fattore di trascrizione nucleare-kB (NF-kB), in grado di indurre la sintesi di citochine e chemochine. L'infezione delle cellule endoteliali comporta l'espressione in superficie di molecole di adesione per i leucociti, come ICAM-1, VCAM-1, VAP-1 la selectina E e antigeni del MHC I. Si attiva così un processo di accumulo di cellule infiammatorie e macrofagi con sintesi di proteine della matrice extracellulare e sviluppo di lesioni aterosclerotiche. Una chemochina virale, US28, è particolarmente in grado di attivare la cellula muscolare liscia e potrebbe spiegare la correlazione tra CMV e aterosclerosi [84].

Alcuni prodotti genici di CMV della fase immediatamente precoce sarebbero in grado di attivare la proliferazione delle cellule muscolari lisce, aumentando l'espressione del recettore del PDGF. Inoltre, CMV è in grado di creare un ambiente procoagulante sulla superficie endoteliale; il rivestimento esterno del virus contiene un fosfolipide che può attivare la cascata della coagulazione [85].

Numerosi studi hanno correlato l'ispessimento delle arterie carotidee con un aumentato titolo anticorpale contro il CMV; ad esempio, nel 1996 Nieto ha presentato i risultati di uno studio sulle infezioni del virus come causa di ispessimento della parete intima e media nelle arterie: i soggetti con elevato spessore delle pareti avevano un titolo anticorpale maggiore rispetto ai controlli [86].

Indagini successive, risalenti al 1999 e al 2003, in topi *knock-out* per l'apoliproteina E, hanno evidenziato che l'infezione in questa specie causa danno endoteliale, aumenta l'adesione dei leucociti all'endotelio e l'accumulo di lipidi, processi che comportano uno sviluppo di lesioni aterosclerotiche [87]. Nel topo BALB/c infettato con CMV gli antigeni virali erano dimostrabili nelle cellule endoteliali e in quelle muscolari lisce dell'aorta, suggerendo una risposta infiammatoria indotta dal virus.

I lavori più recenti si sono concentrati sulla carica patogena come importante fattore di rischio, studiando l'incidenza del CMV in pazienti esposti a numerosi patogeni. Lo studio denominato HOPE (*Heart Outcomes and Prevention Evaluation*) del 2003 ha infatti mostrato come in un pannello di 4 patogeni (*C. pneumoniae*, CMV, *H. pylori*, Virus dell'Epatite A) il CMV sia il solo la cui presenza predice eventi cardiovascolari [88].

Uno studio ancor più recente, effettuato su pazienti che avevano subito un intervento di rivascolarizzazione miocardica, ha ricercato in 46 placche aterosclerotiche ottenute tramite endoarteriectomia da arterie coronariche il DNA di CMV attraverso saggi di RT-PCR; come controlli sono stati utilizzati tessuti non aterosclerotici prelevati dagli stessi soggetti. Il DNA del virus è stato ritrovato solo nelle placche e non nei controlli, con una frequenza pari al 10% dei campioni analizzati [89].

Altre ipotesi circa l'accelerazione dell'aterogenesi da parte del CMV riguardano l'avvio di processi autoimmuni: anticorpi contro proteine virali, come U122 e US28, sarebbero in grado di reagire anche con epitopi della HSP60, inducendo l'apoptosi di cellule endoteliali [90].

Un possibile ruolo del CMV nelle lesioni vascolari iniziali, attraverso un processo di tipo autoimmune, è stato avanzato anche da un recente studio nel quale si è ipotizzato che alcuni anticorpi potrebbero agire contro il CMV, aggredendo nel contempo le cellule endoteliali (che ricoprono le arterie) e distruggendole attraverso il legame con molecole presenti sulla loro superficie. È stata, a tal proposito, eseguita un'analisi genetica su 22 000 geni umani e dai dati ottenuti è stato possibile dimostrare che gli anticorpi anti-CMV, prelevati da soggetti affetti da aterosclerosi coronarica, sono in grado di indurre nelle cellule endoteliali l'attivazione di molti geni coinvolti nel meccanismo aterosclerotico [91]. Sono necessari però ulteriori studi per chiarire gli antigeni esattamente coinvolti nei processi autoimmuni.

Infine, CMV interagisce con alcuni recettori determinando una loro *up-regulation* che rende la placca ateromatosa più sensibile a diversi ligandi, tra cui citochine e chemochine con possibilità di evoluzione della lesione [92].

7.2.4
Batteri parodontali

La prima evidenza di un'associazione statisticamente significativa tra paradontopatia e coronaropatia avanzata risale al 1989, grazie a un lavoro di Mattila e colleghi [93]; da allora, molti studi clinici e sperimentali si sono concentrati sull'argomento. I risultati di alcune ricerche trasversali sembrano suggerire l'esistenza di una modesta relazione positiva tra parodontopatie da un lato e cardiopatia ischemica o eventi cerebrovascolari acuti dall'altro. La critica a tali studi è però rappresentata dal fatto che non vengono considerati tutti gli altri fattori di rischio coesistenti e rilevanti nel determinare l'*outcome*, cioè l'evento cardiovascolare o cerebrovascolare acuto. Mattila e colleghi hanno studiato le parodontiti in relazione all'infarto miocardico acuto. Un parametro, il *Total Dental Index* (TDI), da loro creato dall'unione di diver-

se infezioni dentali, si è rivelato significativamente associato con l'infarto miocardico, tenuto conto anche delle correzioni introdotte per età, classe sociale, fumo, colesterolemia e presenza di diabete. I dati ottenuti sono poi stati rivisitati in uno studio
longitudinale della durata di circa sette anni: soggetti con TDI alto presentavano un
aumento del 21% del rischio di sviluppare cardiopatia ischemica (intervallo di confidenza da 1,08 a 1,36) [94]. Il parametro del TDI è stato successivamente migliorato attraverso un sistema di calcolo matematico, l'*Asymptomatic Dental Score* (ADS):
questo score considera diversi elementi di salute orale, ma anche l'impatto di altri
fattori di rischio per lo sviluppo di eventi cardiovascolari, soprattutto marker come
la PCR, le HDL e il fibrinogeno. Applicando tale valutazione, si evidenzia come le
infezioni orali possano influire sulle malattie sistemiche anche attraverso l'induzione di un processo infiammatorio [94]; inoltre, dal momento che l'infiammazione
gioca un ruolo considerevole nella patogenesi dell'aterosclerosi, è lecito ipotizzare
un coinvolgimento delle parodontopatie nella malattia aterosclerotica. Almeno quattro studi dimostrano un'associazione positiva tra parodontopatia e ictus cerebrale, la
seconda, in termini di importanza, tra le complicanze dell'aterosclerosi: il lavoro più
recente, del 2003, riporta una correlazione significativa con un rischio relativo di
1,33 (intervallo di confidenza da 1,03 a 1,70) [95]. Dall'analisi di tutti i dati disponibili sull'argomento, risulterebbe che l'associazione tra parodontopatia e stroke sia
più forte persino di quella tra parodontopatia e malattie cardiovascolari [94]. Anche
per quanto riguarda l'arteriopatia obliterante degli arti inferiori, i due studi portati a
termine suggeriscono un ruolo della malattia parodontale nell'aumentare il rischio di
aterosclerosi in tale distretto vascolare, anche se occorrono delle conferme da parte
di ulteriori analisi [94]. Le infezioni parodontali, inoltre, si correlano a una serie di
fattori di rischio per lo sviluppo di aterosclerosi: elevati livelli di PCR, IL-6 e fibrinogeno sono associati alla parodontopatia; allo stesso modo, la malattia parodontale
grave è associata a ipercolesterolemia e bassi livelli di HDL. Utilizzando i risultati
dell'*Atherosclerosis Risk in Communities Study* (ARIC), Beck e colleghi hanno
mostrato un aumento del 30% del rischio di sviluppare *Intima-Media Thickness*
(IMT) a livello carotideo in soggetti con parodontopatia grave [96]; Angeli e colleghi, invece, hanno osservato una relazione tra un altro marcatore di danno d'organo,
l'ipertrofia ventricolare sinistra valutata ecocardiograficamente, e la parodontopatia
[97]. Infine, il trattamento delle infezioni parodontali sembra ridurre i livelli di lipoproteina associata alla fosfolipasi (Lp-PL A$_2$), che idrolizza le LDL ossidate in prodotti con attività proaterogenetica [98]. Dei 42 studi pubblicati fino a oggi sulla relazione tra malattia parodontale e aterosclerosi, i 16 longitudinali sono quelli con un
maggior grado di validità in campo epidemiologico, considerando anche l'assenza di
trial randomizzati controllati. Tra questi, alcuni hanno riportato che la profondità
della tasca parodontale e la perdita di osso alveolare si correlano in maniera rilevante con complicanze dell'aterosclerosi, quali ictus cerebrale e cardiopatia ischemica;
altri hanno riscontrato un nesso tra numero degli elementi dentari e frequenza di
infarto miocardico acuto e sembrerebbe che la perdita dei primi sia in grado di predire più accuratamente rispetto alla profondità della tasca parodontale il rischio cardiovascolare [99]. Al contrario, altri lavori non hanno tratto le stesse conclusioni: nel
2000 Hujoel e colleghi hanno confrontato l'incidenza di cardiopatia ischemica in

soggetti con parodontiti rispetto a individui senza malattia parodontale e l'aumento del rischio di cardiopatia ischemica nel primo gruppo di soggetti era solo del 14% (rischio relativo: 1,14; intervallo di confidenza da 0,96 a 1,36) [100]. L'anno seguente un ulteriore studio non ha dimostrato una connessione significativa tra le due patologie [39]. Analogamente, i risultati dell'analisi di Tuominem e colleghi non permettono di sostenere che la malattia parodontale sia un fattore di rischio per eventi cardiovascolari fatali. In totale, dieci studi sono risultati positivi, mentre sei non hanno riportato un'associazione significativa [98]. Nel 2003 Scannapieco e colleghi hanno rivisitato tutti i precedenti studi, concludendo che non ci sono evidenze sufficienti per giustificare un intervento sulla malattia parodontale al fine di ridurre l'insorgenza o l'evoluzione dell'aterosclerosi [101]. Inoltre, le notevoli differenze tra le varie indagini nella misurazione del grado di malattia parodontale rendono i risultati ottenuti difficilmente confrontabili. La scoperta della presenza dei patogeni orali nei campioni di placche aterosclerotiche potrebbe rappresentare una prova più significativa: attraverso saggi di PCR, il 30% delle placche è risultato positivo a *Tannerella forsythensis*, il 26% a *Porphyromonas gingivalis*, il 18% ad *Actinobacillus actinomycetemcomitans* e il 14% a *Prevotella intermedia* [94]. Nel 2002 Choi e colleghi hanno isolato delle cellule T specifiche per le HSP60 di *P. gingivalis* nelle placche aterosclerotiche di soggetti con parodontopatia grave [102]. In alcuni casi, le lesioni ateromatose sono risultate positive sia per *C. pneumoniae*, sia per microrganismi orali, quali *A. actinomycetemcomitans* e *P. intermedia* [94]. Ishihara, più recentemente, ha dimostrato la presenza del genoma di diversi microrganismi orali nelle tasche parodontali e anche nelle placche aterosclerotiche carotidee [103]. Uno studio del 2006 ha esaminato 129 campioni di placche aterosclerotiche per ricercare la presenza del genoma di dieci specie di microrganismi (*P. gingivalis*, *A. actinomycetemcomitans*, *T. forsythia*, *Eikenella corrodens*, *P. intermedia*, *Staphylococcus aureus*, *Staphylococcus epidermidis*, *Streptococcus mutans*, *Treponema denticola* e *C. pneumoniae*). Mentre *S. aureus*, *S. epidermidis* e *S. mutans* sono stati ritrovati in basse percentuali, circa la metà dei campioni conteneva il DNA di *A. actinomycetemcomitans* e *C. pneumoniae*. I risultati di quest'analisi hanno permesso di constatare che i microrganismi orali sono presenti frequentemente nelle lesioni aterosclerotiche, soprattutto di individui di età avanzata [104]. Anche lo studio CORODONT (*the Coronary Event and Periodontal Disease*) ha evidenziato un'associazione statisticamente significativa tra effetti sinergici delle infezioni di diversi agenti parodontopatogeni (*A. actinomycetemcomitans*, *T. forsythensis*, *P. gingivalis*, *P. intermedia* e *T. denticola*) e rischio cardiovascolare: è stata ricercata la presenza di queste specie batteriche in campioni di placca sottogengivale di 263 pazienti con coronaropatia documentata angiograficamente e di 526 soggetti di pari età e sesso, senza storia di coronaropatia, dimostrando la presenza di una correlazione tra *periodontal pathogen burden* e malattia cardiovascolare. In particolare, tale associazione è rilevante per *A. actinomycetemcomitans* [105]. In ultima analisi, dunque, le infezioni parodontali non devono essere considerate una malattia localizzata, ma una patologia con effetti sistemici che includono modificazioni delle lipoproteine e l'innesco di risposte infiammatorie e immunitarie. Queste patologie possono rappresentare un fattore di rischio cardiovascolare e cerebrovascolare importante,

considerando anche alcune loro caratteristiche, come l'alta prevalenza nelle popolazioni occidentali, il decorso lentamente progressivo e la mancata risposta al trattamento di alcuni soggetti. Il fatto che il rischio sembri più elevato in individui con
parodontopatia e alti livelli di PCR, potrebbe suggerire che la malattia parodontale
incrementi il rischio di sviluppo di complicanze dell'aterosclerosi in soggetti che
reagiscono a queste infezioni con una risposta infiammatoria e immunitaria sistemica. Tale risposta potrebbe essere geneticamente determinata oppure essere causata
dalla contemporanea presenza di altre infezioni latenti, come quelle causate da
C. pneumoniae o da virus erpetici.

Bibliografia

1. Nieto FJ (1998) Infections and atherosclerosis. New clues from an old hypothesis? Am J Epidemiol 148:937-948
2. Fabricant CG, Fabricant J, Litrenta MM et al (1978) Virus-induced atherosclerosis. J Exp Med 148(1):335-340
3. Saikku P, Leinonen M, Mattila K et al (1988) Serological evidence of an association of a novel Chlamydia, TWAR, with chronic coronary heart disease and acute myocardial infarction. Lancet 2:983-986
4. Boman J, Hammerschlag MR (2002) Chlamydia pneumoniae and atherosclerosis: critical assessment of diagnostic methods and relevance to treatment strategies. Clin Microb Rev 15:1-20
5. Mendall M, Goggin PM, Molineaux N et al (1994) Relation of Helicobacter Pylori infection and coronary heart disease. Br Heart J 71:437-439
6. Gupta S, Leatham EW, Carrington D et al (1997) Elevated Chlamydia pneumoniae antibodies, cardiovascular events, and azythromycin in male survivors of myocardial infarction. Circulation 96:404-407
7. Ameriso SF, Fridman EA, Leiguarda RC, Sevlever GE (2001) Detection of Helicobacter Pylori in human carotid atherosclerotic plaques. Stroke 32:385-391
8. Farsak B, Yildirir A, Akyon Y et al (2000) Detection of Chlamydia pneumoniae and Helicobacter pylori DNA in human atherosclerotic plaques by PCR. J Clin Microbiol 38:4408-4411
9. Anderson JL (2005) Infection, Antibiotics and atherothrombosis - end of the road or new beginning? N Engl J Med 352:1706-1709
10. Dunne MW (2000) Rationale and design of a secondary prevention trial of antibiotic use in patients after myocardial infarction: the WIZARD (weekly intervention with zithromax [azithromycin] for atherosclerosis and its related disorders) trial. J Infect Dis 181 Suppl 3:S572-857
11. Cercek B, Shah PK, Noc M et al (2003) Effect of short-term treatment with azithromycin on recurrent ischaemic events in patients with acute coronary syndrome in the Azithromycin in Acute Coronary Syndrome (AZACS) trial: a randomised controlled trial. Lancet 361(9360):809-813
12. Grayston JT (2000) Background and current knowledge of Chlamydia pneumoniae and atherosclerosis. J Infect Dis 181:S402-S410
13. Ray KK, Cannon CP, Cairns R et al (2005) Relationship between uncontrolled risk factors and C-reactive protein levels in patients receiving standard or intensive statin therapy for acute coronary syndromes in the PROVE IT-TIMI 22 trial. J Am Coll Cardiol 46(8):1417-2414

14. Gieffers J, Fullgraf H, Jahn J (2001) Chlamydia pneumoniae infection in circulating human monocytes is refractory to antibiotic treatment. Circulation 103:351-356

15. Epstein SE, Zhu J, Burnett MS et al (2000) Infection and atherosclerosis: potential roles of pathogen burden and molecular mimicry. Arterioscler Thromb Vasc Biol 20:1417-1420

16. Xu Q, Dietrich H, Steiner HJ et al (1992) Induction of arteriosclerosis in normocholesterolemic rabbits by immunization with heat shock protein 65. Arterioscler Thromb 12:789-799

17. Mocarski ES, Kemble GW (1996) Recombinant cytomegaloviruses for study of replication and pathogenesis. Intervirology 39:320-330

18. Mayr M, Metzler B, Kiechl S et al (1999) Endothelial cytotoxicity mediated by serum antibodies to heat shock proteins of Escherichia coli and Chlamydia pneumoniae: immune reactions to heat shock proteins as a possible link between infection and atherosclerosis. Circulation 99(12):1560-1566

19. Friedman HM, Macarak EJ, MacGregor RR et al (1981) Virus infection of endothelial cells. J Infect Dis 143:266-273

20. Kaukoranta-Tolvanen SS, Laitinen K, Saikku P, Leinonen M (1994) Chlamydia pneumoniae multiplies in human endothelial cells in vitro. Microb Pathog 16:313-319

21. Van Dorp WT, Jonges E, Bruggeman CA et al (1987) Direct induction of MHC class I, but not class II, expression on endothelial cells by Cytomegalovirus infection. Thromb Res 47:69-75

22. Datta SK, Tumilowicz JJ, Trentin JJ (1993) Lysis of human arterial smooth muscle cells infected with herpesviridae by peripheral blood mononuclear cells: implications for atherosclerosis. Viral Immunol 6:153-160

23. Key NS, Bach, RR, Vercellotti GM, Moldow CF (1993) Herpes simplex virus type I does not require productive infection to induce tissue factor in human umbilical vein endothelial cells. Lab Invest 68:645-651

24. Waldman WJ, Adams PW, Orosz CG, Sendmak DD (1992) T lymphocyte activation by Cytomegalovirus-infected, allogeneic cultured human endothelial cells. Transplantation 54:887-896

25. Campbell LA, Kuo CC (2003) Chlamydia pneumoniae and atherosclerosis. Seminars in Respiratory Infections 18:48-54

26. Wyplosz B, Capron L (2004) Infectious features of atherosclerosis. Med Sci (Paris) 20:169-174

27. Epstein SE, Speir E, Zhou YF, Guetta E (1996) The role of infection in restenosis and atherosclerosis: focus on cytomegalovirus. Lancet 348:S13-S17

28. Speir E, Modali R, Huang ES et al (1994) Potential role of human cytomegalovirus and p53 interaction in coronary restenosis. Science 265:391-394

29. Petrie BL, Adam E, Melnick JL (1988) Association of herpesvirus/cytomegalovirus infections with human atherosclerosis. Prog Med Virol 35:21-42

30. Hwang CBC, Shillitoe EJ (1990) DNA sequence of mutations induced in cells by herpes simplex virus type-1. Virology 178:180-188

31. Epstein SE, Zhou YF, Zhu J (1999) Infection and atherosclerosis: emerging mechanistic paradigms. Circulation 100:e20-e28

32. Balish MF, Krause DC (2002) Cytadherence and the cytoskeleton. In: Razin S, Herrman R (eds) Molecular biology and pathogenicity of mycoplasmas. Kluwer Academic/Plenum Publishers, London pp 491-518

33. Maraha B, van Der Zee A, Bergmans AM et al (2000) Is Mycoplasma pneumoniae associated with vascular disease? J Clin Microbiol 38:935-936

34. Zhu J, Quyyumi AA, Norman JE et al (2000) Total pathogen burden contributes incrementally to coronary artery disease risk and to C-reactive protein levels. Am J Cardiol 85:140-146

35. Zhu J, Nieto EJ, Horne BD et al (2001) Prospective study of pathogen burden and risk of myocardial infarction or death. Circulation 103:45-51

36. Rupprecht HJ, Blankenberg S, Bickel C et al (2001) Impact of viral and bacterial infectious burden on long-term prognosis in patients with coronary artery disease. Circulation 104:25-31

37. Espinola-Klein C, Rupprecht HJ, Blankenberg S et al (2002) Impact of Infectious Burden on progression of carotid atherosclerosis. Stroke 33:2581-2586

38. Zhu J, Shearer GM, Norman JE et al (2000) Host response to cytomegalovirus infection as a determinant of susceptibility to coronary artery disease: sex-based differences in inflammation and type of immune response. Circulation 102(20):2491-2496

39. Howell T, Ridker P, Ajani U (2001) Periodontal disease and risk of subsequent cardiovascular disease in U.S. male physicians. J Am Coll Cardiol 37:445-471

40. Hujoel PP, Drangsholt M, Spiekerman C, DeRouen TA (2002) Pre-existing cardiovascular disease and periodontitis: a follow-up study. J Dent Res 81:186-191

41. Hujoel PP, Drangsholt M, Spiekerman C, Derouen TA (2001) Examining the link between coronary heart disease and the elimination of chronic dental infections. J Am Dent Assoc 132:883-889

42. Mattila KJ, Nieminen MS, Valtonen VV et al (1989) Association between dental health and acute myocardial infarction. BMJ 298:779-781

43. Mattila KJ, Valle MS, Nieminen MS et al (1993) Dental infections and coronary atherosclerosis. Atherosclerosis 103:205-211

44. Desvarieux M, Demmer RT, Rundek T et al (2003) Relationship between periodontal disease, tooth loss, and carotid artery plaque: the Oral Infections and Vascular Disease Epidemiology Study (INVEST). Stroke 34:2120-2125

45. Armitage GC (2000) Periodontal infections and cardiovascular disease: how strong is the association? Oral Dis 6: 335-350

46. Fong IW (2002) Infections and their role in atherosclerotic vascular disease. J Am Dent Assoc 133 suppl: 7S-13S

47. Slade GD, Offenbacher S, Beck JD et al (2000) Acute-phase inflammatory response to periodontal disease in the US population. J Dent Res 79: 49-57

48. Loos BG, Craandijk J, Hoek FJ et al (2000) Elevation of systemic markers related to cardiovascular diseases in the peripheral blood of periodontitis patients. J Periodontol 71: 1528-1534

49. Guntheroth WG (1984) How important are dental procedures as a cause of infective endocarditis? Am J Cardiol 54: 797-801

50. Loesche WJ, Lopatin DE (2000) Interactions between periodontal disease, medical diseases and immunity in the older individual. Periodontol 16: 80-105

51. Herzberg MC, Weyer MW (1998) Dental plaque, platelets, and cardiovascular diseases. Ann Periodontol 3: 151-160

52. Ross R (1999) Atherosclerosis. An inflammatory disease. N Engl J Med 340: 115-126

53. Beck JD, Elter JR, Heiss G et al (2001) Relationship of periodontal disease to carotid artery intima-media wall thickness: the atherosclerosis risk in communities (ARIC) study. Arterioscler Thromb Vasc Biol 21: 1816-1822

54. Ieven M, Hoymans VY (2005) Involvement of Chlamydia pneumoniae in atherosclerosis: more evidence for lack of evidence. J Clin Microbiol 42:19-24

55. Shor A, Kuo CC & Patton DL (1992) Detection of *Chlamydia pneumoniae* in coronary arterial fatty streaks and atheromatous plaques. South African Medical Journal 82:158-161

56. Kuo CC, Jackson LA, Campbell LA, Grayston JT (1995) Chlamydia pneumoniae (TWAR). Clinical Microbiol Rev 8:451-461

57. Ramirez JA (1996) Isolation of Chlamydia pneumoniae from the coronary artery of a patient with coronary atherosclerosis - The Chlamydia pneumoniae Atherosclerosis Study Group. Ann Intern Med 125:979-982

58.   Mulhestein JB, Hammond EH, Carlquist JF et al (1996) Increased incidence of Chlamydia species within the coronary arteries of patients with symptomatic atherosclerotic versus other forms of cardiovascular disease. J Am Coll Cardiol 27:1555-1561

58b.   Kol A, Sukhova GK, Lichtman AH et al (1998) Chlamydial heat shock protein 60 localizes in human atheroma and regulates macrophage tumor necrosis factor-alpha and matrix metalloproteinase expression. Circulation 98(4):300-307

59.   Beatty WL, Morrison RP, Byrne GI (1994) Persistent Chlamydiae: from cell culture to a paradigm for Chlamydial pathogenesis. Microbiol Rev 58:686-699

60.   Grayston JT, Kuo CC, Coulson AS et al (1995) Chlamydia pneumoniae (TWAR) in atherosclerosis of the carotid artery. Circulation 92:3397-3400

61.   Johnston SC, Messina LM, Browner WS et al (2001) C-reactive protein levels and viable Chlamydia pneumoniae in carotid artery atherosclerosis. Stroke 32:2748-2752

62.   Sessa R, Di Pietro M, Schiavoni G et al (2003) Chlamydia pneumoniae DNA in patients with symptomatic carotid artheriosclerotic disease. J Vasc Surg 37:1027-1031

63.   Mayr M, Kiechl S, Willeit J et al (2000) Infections, immunity, and atherosclerosis: associations of antibodies to Chlamydia pneumoniae, Helicobacter pylori and Cytomegalovirus with immune reactions to Heat-Shock Proteins 60 and carotid or femoral atherosclerosis. Circulation 102:833-839

64.   Ciervo A, Petrucca A, Cassone A (2003) Identification and quantification of Chlamydia pneumoniae in human atherosclerotic plaques by Light-Cycler Real-time PCR. Mol Cell Probes 17:107-111

65.   Lindholt JS, Ashton HA, Scott RA (2001) Indicators of infection with Chlamydia pneumoniae are associated with expansion of abdominal aortic aneurysms. J Vasc Surg 34:212-215

66.   Maraha B, den Heijer M, Kluytmans J, Peeters M (2004) Impact of serological methodology on assessment of the link between Chlamydia pneumoniae and vascular disease. Clin Diagn Lab Immunol 11:789-791

67.   Lindholt JS, Stovring J, Ostergaard L et al (2004) Serum antibodies against Chlamydia pneumoniae outer membrane protein cross-react with the heavy chain of immunoglobulin in the wall of abdominal aortic aneurysms. Circulation 109:2097-2102

68.   Cheuk BL, Ting AC, Cheng SW (2005) Detection of Chlamydia pneumoniae by polymerase chain reaction-enzyme immunoassay in abdominal aortic aneurysm walls and its association with rupture. Eur J Vasc Endovasc Surg 29:150-155

69.   Blasi F, Denti F, Erba M et al (1996) Detection of Chlamydia pneumoniae but not Helicobacter pylori in atherosclerotic plaques of aortic aneurysms. J Clin Microbiol 34:2766-2769

70.   Kuo CC, Coulson AS, Campbell LA et al (1997) Detection of Chlamydia pneumoniae in atherosclerotic plaques in the walls of arteries of lower extremities from patients undergoing bypass operation for arterial obstruction. J Vasc Surg 26:29-31

71.   Wiesli P, Caerwenka W, Meniconi A et al (2002) Roxithromycin treatment prevents progression of peripheral arterial occlusive disease in Chlamydia pneumoniae seropositive men. A randomized, double-bind, placebo controlled trail. Circulation 105:2646-2652

72.   Hu H, Pierce GN, Zhong G (1999) The atherogenic effects of Chlamydia are dependent on serum cholesterol and specific to Chlamydia pneumoniae. J Clin Invest 103:747-753

73.   Blessing E, Lin TM, Campbell LA et al (2000) Chlamydia pneumoniae induces inflammatory changes in the heart and aorta of normocholesterolemic C57BL/6J mice. Infect Immun 68:4765-4768

74.   Mulhestein JB (1998) Bacterial infections and atherosclerosis. J Investig Med 46(8):396-402

75.   Liuba P, Pesonen E, Paakkari I et al (2003) Acute Chlamydia pneumoniae infection causes coronary endothelial dysfunction in pigs. Atherosclerosis 167:215-222

76.   Taylor-Robinson D, Thomas BJ (1998) Chlamydia pneumoniae in arteries: the facts, their interpretation, and future studies. J Clin Pathol 51:793-797

77. Higuchi L, Ramires JAF (2002) Infectious agents in coronary atheromas: a possible role in the pathogenesis of plaque rupture and acute myocardial infarction. Rev Inst Med Trop S Paolo 44:217-224

78. Higuchi ML, Reis MM, Sambiase NV et al (2003) Coinfection with Mycoplasma pneumoniae and Chlamydia Pneumoniae in ruptured plaques associated with acute myocardial infarction. Ar Bras Cardiol 81:12-22

79. Momiyama Y, Ohmori R, Taniguchi H (2004) Association of Mycoplasma pneumoniae infection with coronary artery disease and its interaction with chlamydial infection. Atherosclerosis 176.139-144

80. Fabricant CG, Fabricant J (1999) Atherosclerosis induced by infection with Marek's disease herpesvirus in chickens. Am Heart J 138:S465-S468

81. Grattan MT, Moreno-Cabral CE, Starnes VA et al (1989) Cytomegalovirus infection is associated with cardiac allograft rejection and atherosclerosis. JAMA 261(24):3561-3566

82. Hendrix MGR, Salimans MM, van Bouen CP, Bruggeman CA (1990) High prevalence of latently present cytomegalovirus in arterial walls of patients suffering from grade III atherosclerosis. Am J Pathol 136:23-28

83. Bruggerman CA, Marjorie HJ, Nelissen-Vrancken G (1999) Cytomegalovirus and atherogenesis. Antiviral Res 43:135-144

84. Streblow DN, Orloff SL, Nelson JA et al (2001) The HCMV chemokine receptor US28 is a potential target in vascular disease. Curr Drug Targets Infect Disord 1:151-158

85. Pryzdial EL, Wright JF (1994) Prothrombinase assembly on an enveloped virus: evidence that the cytomegalovirus surface contains procoagulant phospholipids. Blood 84:3749-3757

86. Nieto FJ, Adam E, Sorlie P et al (1996) Cohort study of cytomegalovirus infection as a risk factor for coronary intimal-medial thickening, a measure of subclinical atherosclerosis. Circulation 94:922-927

87. Bruggerman CA (2000) Does cytomegalovirus play a role in atherosclerosis? Herpes 7:51-54

88. Smieja M, Gnarpe J, Lonn E et al (2003) Multiple infections and subsequent caridovascular events in the Heart Outcomes Prevention Evaluation (HOPE) Study. Circulation 107:251-257

89. Ibrahima AI, Obeid MT, Jouma MJ et al (2005) Detection of herpes simplex virus, cytomegalovirus and Epstein-Barr virus DNA in atherosclerotic plaques and in unaffected bypass grafts. J Clin Virol 32:29-32

90. Bason C, Corrocher R, Lunaroli C et al (2003) Interaction of antibodies against cytomegalovirus with heat-shock protein 60 in the pathogenesis of atherosclerosis. Lancet 362:1971-1977

91. Lunardi C, Dolcino M, Peterlana D et al (2007) Endothelial cells' activation and apoptosis induced by a subset of antibodies against human cytomegalovirus: relevance to the pathogenesis of atherosclerosis. PLoS ONE 2:e473

92. Stassen FR, Vega-Cordova X, Vliegen I, Bruggeman CA (2006) Immune activation following cytomegalovirus infection: more important direct viral effects in cardiovascular disease? J Clin Virol 35:349-353

93. Mattila KJ, Pussinen PJ, Paju S (2005) Dental infections and cardiovascular disease. A review. J Periodontol 76:2085-2088

94. Meurman J, Sanz M, Janket SJ (2004) Oral health, atherosclerosis and cardiovascular disease. Crit Rev Oral Biol Med 15:403-413

95. Joshipura KJ, Hung HC, Rimm EB et al (2003) Periodontal disease, tooth loss and incidence of ischemic stroke. Stroke 34:47-52

96. Beck JD, Elter JR, Heiss G et al (2001) Relationship of periodontal disease to carotid artery intima-media wall thickness: the atherosclerosis risk in communities (ARIC) study. Arterioscl Thromb Vasc Biol 21:1816-1822

97. Angeli F, Verdecchia P, Pellegrino C et al (2003) Association between periodontal disease and left ventricle mass in essential hypertension. Hypertension 41:488-492

98. Moutpoulos NM, Phoebus NM (2006) Low-grade inflammation in chronic infectious diseases: paradigm of periodontal infections. Ann NY Acad Sci 1088:251-264

99. Beck JD, Offenbacher S (2005) Systemic effects of periodontitis: epidemiology of periodontal disease and cardiovascular disease. J Periodontol 768:2089-2100

100. Hujoel PP, Drangsholt M, Spiekerman C, Derouen TA (2000) Periodontal disease and coronary heart disease risk. JAMA 284:1406-1410

101. Scannapieco FA, Bush RB, Paju S (2003) Associations between periodontal disease and risk for atherosclerosis, cardiovascular disease and stroke. A systematic review. Ann Periodontol 8:38-53

102. Choi JI, Chung SV, Kang HS et al (2004) Epitope mapping of Porphyromonas gingivalis heat-shock protein and human heat-shock protein in human atherosclerosis. J Dent Res 83:936-940

103. Ishihara K, Nabuchi A, Ito R et al (2004) Correlation between detection rates of periodontopathic bacterial DNA in carotid coronary stenotic artery plaque and in dental plaque samples. J Clin Microbiol 42:1313-1315

104. Kozarov E, Sweier D, Shelburne C et al (2006) Detection of bacterial DNA in atheromatous plaques by quantitative PCR. Microbes Infect 8:687-693

105. Spahr A, Klein E, Khuseyinova N et al (2006) Periodontal infections and coronary heart disease: role of periodontal bacteria and importance of total pathogen burden in the Coronary Event and Periodontal Disease (CORODONT) study. Arch Intern Med 166:554-559

L'aterosclerosi continua a essere la principale causa di mortalità e inabilità precoce nei Paesi Occidentali. Secondo le stime attuali si prevede che entro il 2020 le malattie cardiovascolari e, in particolare, tutte le patologie correlate allo sviluppo della placca aterosclerotica costituiranno la principale fonte di inabilità e di morte prematura [1]. Sono stati raggiunti notevoli successi nella riduzione della morbilità e della mortalità di eventi coronarici acuti, ma la possibilità di trattare il processo che sta alla base della malattia aterosclerotica e di prevenirne le complicanze rappresenta una sfida aperta. La prevenzione della malattia aterosclerotica e delle sue complicanze cliniche si basa innanzitutto sulla modificazione degli stili di vita e, di conseguenza, sulla riduzione dei fattori di rischio comportamentali, già descritti nei precedenti capitoli. In modo particolare, un cambiamento delle abitudini dietetiche verso un'alimentazione più povera in acidi grassi saturi e colesterolo e più ricca in frutta e verdura, la cessazione dell'abitudine al fumo di tabacco e una maggiore attività fisica possono andare a incidere profondamente sul rallentamento dello sviluppo della placca aterosclerotica. È stato dimostrato che lo svolgimento di una moderata attività fisica aerobica isotonica per almeno 30 minuti al giorno, tre/cinque volte la settimana, associata a una riduzione del peso corporeo del 10%, è in grado di ridurre il rischio cardiovascolare [1]. In parallelo all'introduzione di misure di prevenzione primaria, già note alla comunità scientifica e all'opinione pubblica e sulle quali non ci soffermeremo nel presente volume, negli ultimi anni si sono sviluppate alcuni trattamenti miranti alla riduzione farmacologica e chirurgica della placca già formata. In aggiunta, numerosi passi avanti sono stati compiuti nella diagnosi precoce e nell'individuazione dell'ateroma a livello delle principali arterie, grazie all'introduzione di nuove metodiche di imaging nel campo della radiodiagnostica e della medicina nucleare. Nel dettaglio il presente capitolo analizzerà le nuove metodiche di visualizzazione della placca e le attuali procedure chirurgiche a carico del distretto coronario e carotideo.

Bibliografia

1. Libby P (2008) Patogenesi, prevenzione e trattamento dell'aterosclerosi. In: Harrison. Principi di Medicina Interna. McGraw Hill, Milano, pp 1460-1467

8.1
Diagnostica per immagini dell'aterosclerosi

Il rallentamento della progressione della malattia aterosclerotica coronarica, tradizionalmente valutata mediante angiografia quantitativa, appare chiaramente associato a una sostanziale riduzione degli eventi coronarici. Nuove tecniche di imaging diagnostico si sono oggi imposte come validi strumenti per valutare la progressione della placca aterosclerotica e l'efficacia delle strategie terapeutiche di prevenzione della malattia coronarica. In un'era in cui la realizzazione di grandi *trial* randomizzati può diventare impraticabile a causa del contenimento dei costi e della riduzione delle risorse sociali, i risultati ottenuti con tali metodiche vengono vieppiù utilizzati come obiettivi finali di studi clinici disegnati per valutare l'efficacia di nuove terapie preventive. Capire le indicazioni e le applicazioni di metodiche quali la tomografia computerizzata coronarica, l'ecografia della parete carotidea, la risonanza magnetica cardiaca e l'ecografia intravascolare è divenuto pertanto di primaria importanza. Il presente capitolo ha l'obiettivo di fare il punto sull'applicazione di varie modalità di diagnostica per immagini nel campo della prevenzione cardiovascolare.

8.1.1
Angiografia e coronarografia

Le metodiche angiografiche rappresentano uno strumento valido nella visualizzazione diretta della stenosi vasale causata dal processo aterosclerotico, essendo in grado di coniugare l'accuratezza diagnostica con la possibilità di intervenire direttamente sulla lesione tramite l'utilizzo di stent o procedure di angioplastica. Nel dettaglio, la coronarografia permette di iniettare selettivamente il mezzo di contrasto nell'albero coronarico e visualizzarne dettagliatamente l'anatomia, al fine di evidenziare le

Aterosclerosi. Francesco Broccolo
© Springer-Verlag Italia 2010

eventuali lesioni aterosclerotiche. Il cateterismo cardiaco sinistro, necessario per effettuare l'iniezione del contrasto organo-iodato nella sede di interesse, avviene tramite una puntura percutanea, in anestesia locale, dell'arteria femorale o radiale, presentando un rischio molto basso di complicanze maggiori, con una mortalità inferiore all'1% [1]. Le complicanze sono in genere rappresentate dalla comparsa di aritmie (lente o veloci) e dall'emorragia del vaso sede di inserzione del catetere. Entrambe queste condizioni rispondono bene al trattamento farmacologico o chirurgico e non presentano, perciò, sequele a lungo termine. Complicanze maggiori, anche se molto rare, sono rappresentate dalla perforazione cardiaca e dalla dissezione di una coronaria o dell'aorta. Alcuni pazienti possono inoltre manifestare allergia al mezzo di contrasto organo-iodato, con un conseguente shock anafilattico [2]. Queste reazioni allergiche possono essere spesso evitate con il trattamento profilattico con glucocorticoidi e antistaminici nelle 24 ore precedenti l'effettuazione della procedura. Il contrasto può inoltre provocare un danno a carico del rene, soprattutto in pazienti con preesistenti patologie renali o con insufficienza renale cronica. In ragione della possibilità, seppur minima, di complicanze in questa metodica ritenuta comunque invasiva, l'indagine non viene effettuata di routine su tutti i pazienti cardiopatici. Si pone indicazione a eseguire una coronarografia in pazienti sintomatici con test provocativi non invasivi positivi, con angina instabile e con sindrome coronarica acuta con sopraslivellamento del tratto ST (STEMI) o non-STEMI [2]. In queste condizioni l'indagine risulta spesso essere il preludio di un intervento di rivascolarizzazione. Quest'ultima può essere sia di tipo chirurgico, tramite un successivo intervento di by-pass (cfr. paragrafo 10.3), sia di tipo percutaneo, con o senza impianto stent. Nel dettaglio, l'angioplastica (*Percutaneous Transluminal Coronary Angioplasty*, PTCA) prevede l'introduzione, al termine della procedura di localizzazione delle stenosi vasali mediante coronarografia, di "cateteri a palloncino" (*balloon*) che, grazie a una guida metallica di calibro estremamente ridotto, vengono fatti procedere all'interno delle coronarie fino a raggiungere la stenosi che occlude totalmente o parzialmente il vaso. A tale livello avviene il gonfiaggio del palloncino che frantuma la placca aterosclerotica, restituendo un adeguato diametro al vaso. Per limitare il rischio di restenosi del vaso dilatato, è possibile oggi inserire, sempre attraverso una guida, uno stent, ovvero una struttura metallica cilindrica a maglie che viene espansa a livello dell'ostruzione, con riduzione della stenosi sia in fase acuta che a lungo termine. Negli ultimi anni sono stati sviluppati alcuni stent ricoperti di farmaco (stent medicati o *drug-eluting stents*) che impediscono il nuovo sviluppo della placca, riducendo così la frequenza di restenosi. La coronarografia, quindi, in questi ultimi anni, ha sviluppato le sue potenzialità sia come mezzo diagnostico che terapeutico. È bene però ricordare che l'esame coronarografico fornisce un'immagine anatomica e di tipo statico dell'albero coronarico e tale caratteristica può comunque determinare una limitazione a livello diagnostico. Infatti, patologie quali l'angina instabile, caratterizzata dalla comparsa del sintomo in seguito a condizioni di vasospasmo transitorio della coronaria, potrebbero non essere individuate attraverso una semplice indagine coronarografica. La procedura della coronarografia rappresenta il modello per tutte le metodiche angiografiche attualmente in uso a livello degli altri distretti vascolari. Le tecniche sopra analizzate (angioplastica, stent) permettono, come avviene a livello cardiaco, anche un approccio di tipo terapeutico che può sostituire le classiche metodiche di chirurgia vascolare. L'angiografia permette inoltre la valutazione dei circoli collaterali che spesso, in presenza di un'occlusione, vicariano il flusso arterioso, consentendo perciò un valido strumento nella valutazione dell'indicazione chirurgica e dell'espressione del giudizio prognostico.

8.1.2
Metodiche non invasive

Accanto alle metodiche angiografiche descritte nel precedente paragrafo, utili oltre che sul piano diagnostico anche su quello terapeutico, esistono numerose tecniche non invasive finalizzate all'individuazione, quantificazione e caratterizzazione della placca aterosclerotica e che presentano il grande vantaggio di essere relativamente ripetibili e ben tollerate dai pazienti. La metodica non invasiva classicamente utilizzata per la diagnosi di aterosclerosi nei principali distretti vascolari è rappresentata dall'ecografia con metodica color-Doppler utile soprattutto nella valutazione dei vasi epicardici. Tramite questa indagine, infatti, è possibile visualizzare la presenza di stenosi a livello di un vaso e le eventuali turbolenze del flusso arterioso, conseguenti alla presenza di una placca. L'ecogenicità della placca è determinata dalla sua composizione: le porzioni della placca ipoecogene sono ricche in lipidi, mentre quelle iperecogene presentano una maggiore componente fibrosa [3]. Negli ultimi anni si sono utilizzati nuovi indici, individuabili tramite indagine ecografica, per la valutazione del processo aterosclerotico. Lo spessore medio-intimale (*Intima-Media Thickness*, IMT) che rappresenta la distanza tra l'interfaccia lume-intima e quello media-avventizia, è uno degli indici più utilizzati per la valutazione della malattia aterosclerotica in un distretto arterioso. Solitamente si considera come alterato un valore di IMT maggiore di 1,2 mm nella popolazione adulta. Lo spessore medio-intimale è stato largamente utilizzato nei vasi epiaortici per valutare la progressione o la regressione della placca aterosclerotica, rispettivamente in pazienti con molteplici fattori di rischio oppure in terapia con ipolipidemizzanti. Si è inoltre dimostrata un'associazione tra IMT, infarto miocardico, stroke e arteropatia periferica [4,5]. L'elettrocardiogramma sotto sforzo rappresenta un valido strumento diagnostico nella valutazione dell'aterosclerosi coronarica in pazienti asintomatici, con almeno un fattore di rischio [6]. Nei pazienti senza fattori di rischio, infatti, il test risulta gravato da un valore predittivo molto basso e da un'alta percentuale di falsi positivi. Durante l'esecuzione dell'indagine, la comparsa di dolore, una durata del test inferiore ai sei minuti, una depressione significativa del tratto ST o il raggiungimento di meno del 90% della frequenza cardiaca prefissata, rappresentano tutti elementi che, nel soggetto con molteplici fattori di rischio, possono predire la presenza di malattia aterosclerotica coronarica. Negli ultimi anni, l'innovazione tecnologica ha notevolmente aumentato le possibilità di impiego delle classiche metodiche di Tomografia Computerizzata e di Risonanza Magnetica Nucleare, consentendo un loro valido utilizzo anche nella diagnostica non invasiva coronarica. L'EBCT (*Electron Beam Computed Tomography*) è un test in grado di quantificare la presenza di calcio nella parete arteriosa dei vasi. Infatti, la quantità di calcio presente nelle arterie coronariche si correla bene sia con l'estensione delle placche coronariche [7], rilevata con le comuni metodiche angiografiche, sia con la comparsa di nuovi eventi cardiovascolari [8]. È stato dimostrato che l'aumento del contenuto medio di calcio nelle arterie coronariche (valutato con uno score il cui valore cresce all'aumentare del contenuto di calcio nelle coronarie ed è 0 quando in queste ultime non vi è presenza di deposizione dell'elemento) correla bene con la comparsa di nuovi eventi cadiovascolari come infarto del miocardio, rivascolarizzazione, stroke. L'EBCT score aumenta con l'avanzare dell'età ed è sempre maggiore negli uomini rispetto alle donne; è stato anche utilizzato, oltre che per documentare la progressione delle lesioni aterosclerotiche, per esempio con il progredire dell'età, anche per dimostrarne la regressione, per esempio durante il trattamento con farmaci ipolidemizzanti. La metodica, però, potenzialmente utile nella diagnosi precoce del paziente asintomatico, è stata gradualmente soppiantata, anche a causa dei costi eccessivi, dall'introduzione dell'angioTAC. Infatti, grazie alla notevole riduzione dei tempi di esecuzione dell'indagine, consentita dai nuovi apparecchi *multislice*, e in ragione del miglioramento dei software di ricostruzione delle immagini raccolte, è stato possibile negli ultimi anni utilizzare il comune mezzo di contrasto iodato delle metodiche angiografiche nelle indagini TAC, consentendo una ricostruzione tridimensionale del distretto vascolare interessato dal processo aterosclerotico. Per quanto riguarda l'utilizzo della risonanza magnetica, questa metodica presenta la possibilità di visualizzare separatamente le varie componenti della placca (come, ad esempio, la capsula o la componente lipidica). In tal modo è possibile anche stimare il grado di vulnerabilità della placca, ovvero la sua tendenza a complicarsi, determinando un evento [3]. Infatti, la risonanza magnetica offre molteplici modalità di studio per identificare e analizzare la placca aterosclerotica. Il vaso può essere visualizzato con metodiche morfologiche come le Spin Echo (SE) in cui la parete del vaso viene visualizzata nei suoi dettagli anatomici oppure con metodiche angiografiche (ad esempio, *Time Of Flight*-TOF) o con sequenze cine gradient eco (GRE) in cui il sangue appare bianco e la placca come un *minus*. Con le tecniche più "morfologiche" (sequenze SE nelle quali il sangue appare nero) la placca aterosclerotica viene visualizzata direttamente apparendo con intensità di segnale variabile in funzione del suo contenuto tissutale. Con tale approccio si caratterizza la placca nei suoi costituenti principali: lipidi, fibrosi e calcio. D'altra parte le tecniche cine GRE (dette a "sangue bianco") offrono il vantaggio di visualizzare l'eventuale turbolenza del flusso a livello della placca. A fronte delle tecniche bidimensionali, quelle angiografiche offrono il vantaggio di un'acquisizione tridimensionale, sono ottenibili senza e con mezzo di contrasto e permettono di ottenere un vero e proprio luminogramma (analogo a quello dell'angiografia tradizionale), in cui la placca aterosclerotica appare come un difetto di riempimento del lume vasale, di gravità crescente sino all'occlusione completa. È infine possibile valutare il significato emodinamico di una stenosi misurando la velocità di flusso sia in condizioni basali che dopo vasodilatazione. L'angiografia con risonanza magnetica (angio-RM) è una metodica diffusamente accettata nella pratica clinica per la visualizzazione delle arterie carotidi, cerebrali, dei grossi vasi toraco-addominali e dei vasi periferici [2].

L'alta capacità diagnostica dell'angio-RM è legata all'aquisizione tridimensionale del volume in cui decorre il vaso e all'uso del mezzo di contrasto che migliora in maniera sostanziale il rapporto segnale/rumore e contrasto/rumore. La non invasività, la riproducibilità e la sicurezza della metodica ne hanno fatto una tecnica competitiva e forse superiore all'angiografia tradizionale. La visualizzazione delle coronarie con angio-RM è tuttora difficile per una serie di motivi: le piccole dimensioni, la tortuosità e la variabilità del decorso di queste arterie, il movimento dovuto all'attività contrattile cardiaca e a quello respiratorio, la stretta vicinanza con il miocardio e l'epicardio. Sono state utilizzate diverse sequenze con lo scopo di superare tali ostacoli. Le sequenze con il respiro trattenuto (*breath-hold*) hanno lo scopo di minimizzare il movimento dipendente dall'attività respiratoria. L'inconveniente delle suddette sequenze è l'acquisizione con un basso rapporto segnale/rumore, da cui la necessità di utilizzarne altre ultrarapide, come la *spiral spoiled gradient echo* di ultima generazione, bidimensionale con respiro trattenuto, in cui l'immagine viene costruita in maniera non tradizionale. Si riesce così a ottenere un'immagine in circa 12-18 secondi, con meno artefatti da movimento o da flusso, con il risultato finale di un buon rapporto segnale/rumore e contrasto/rumore. Inoltre, con tale sequenza il grasso che normalmente circonda l'arteria viene completamente cancellato, per cui il contrasto naturale viene ulteriormente migliorato. I limiti risiedono nella bidimensionalità del metodo e nel tempo di acquisizione, non soddisfacente per la visualizzazione completa delle coronarie. Un altro metodo per minimizzare il movimento respiratorio è l'applicazione di un *trigger* (sequenze con *navigator*) per cui l'acquisizione delle immagini avviene nella stessa fase del ciclo di respirazione. L'acquisizione si ottiene senza trattenere il respiro (*free-breathing*) e, quindi, senza limiti temporali. La tecnica *free-breathing navigator* è stata applicata in sequenze bidimensionali e tridimensionali. Rispetto a quelle bidimensionali, le tridimensionali offrono il vantaggio di un migliore rapporto segnale/rumore e, soprattutto, permettono di acquisire tutto il volume in cui decorre l'arteria che, per la sua la tortuosità, giace inevitabilmente su diversi piani. Il mezzo di contrasto migliora significativamente il rapporto contrasto/rumore, distinguendo le coronarie da tessuti circostanti. Attualmente, nella pratica clinica si utilizzano mezzi di contrasto a base di gadolinio a basso peso molecolare che diffondono negli spazi extravascolari, vanificandone i vantaggi dopo il primo passaggio. Sono in stato di avanzata sperimentazione mezzi di contrasto con cinetica monocompartimentale che rimangono "intrappolati" nel lume vascolare prolungando nel tempo l'effetto di contrasto. L'accuratezza diagnostica dell'angio-RM coronarica è variabile a seconda della coronaria e dei distretti arteriosi considerati, risultando più elevata per i tratti prossimali delle arterie discendente anteriore e coronaria destra rispetto ai loro tratti distali e dell'intera arteria circonflessa. Sono necessarie ulteriori implementazioni tecniche per migliorare la visualizzazione delle coronarie e quindi l'accuratezza diagnostica. La rottura di una placca aterosclerotica è il meccanismo fisiopatologicamente più rilevante nel determinismo degli eventi acuti ischemici [9]. Questa si manifesta più frequentemente nelle placche ricche di lipidi e con sottile cappuccio fibroso rispetto a quelle prevalentemente fibrose o calcifiche [10]. La placca a struttura e morfologia complessa, corrispondente al tipo VI secondo la classificazione dell'*American Heart Association* [11], ha più alta potenzialità ischemizzante [12], è associata a una maggiore incidenza di eventi ischemici acuti rispetto alle placche semplici [13] e a una più elevata incidenza di restenosi dopo rivascolarizzazione percutanea. La caratterizzazione dei costituenti della placca aterosclerotica può quindi fornire informazioni sulla sua tendenza alla rottura o alla stabilizzazione. La caratterizzazione tissutale con risonanza magnetica per immagini si basa sul diverso tempo di rilassamento longitudinale (T1), trasversale (T2) e di densità protonica (DP) dei singoli costituenti della placca. Il significato funzionale di una stenosi coronarica è valutabile con risonanza magnetica mediante la sequenza *phase contrast* che rappresenta un mappa di velocità per cui l'intensità di segnale corrispondente a ogni pixel all'interno del vaso è funzione lineare della velocità del flusso. Quindi, la risonanza magnetica non solo consente di studiare in maniera non invasiva la morfologia delle coronarie e l'individuazione delle alterazioni aterosclerotiche, ma anche di caratterizzare la compromissione funzionale del circolo coronario. La risonanza magnetica rappresenta un nuovo metodo diagnostico non invasivo per la valutazione dell'estensione e della gravità della coronaropatia, sebbene i costi elevati ne limitino fortemente l'utilizzo nella comune pratica clinica. Per la valutazione integrata di morfologia, caratterizzazione tissutale e funzionale della placca aterosclerotica e la non invasività, questa metodica è potenzialmente in grado di studiare *in vivo* l'aterosclerosi e i vari processi evolutivi della placca aterosclerotica, dalla progressione alla regressione, dalla stabilità alla rottura, al rimodellamento, e gli effetti terapeutici su quest'ultimi. Ulteriori sviluppi tecnologici sono comunque necessari per una più accurata visualizzazione dei rami coronarici principali e secondari per considerare la coronarografia con risonanza magnetica una valida alternativa a quella tradizionale. Sono stati, infine, notevoli i progressi nel campo della medicina nucleare, principalmente in ambito cardiologico. La scintigrafia miocardica permette di distinguere le stenosi emodinamicamente significative, valutando il decremento perfusorio dei territori irrorati da coronarie stenotiche, sia a riposo che sotto sforzo. In tal maniera, oltre all'utilità sul piano diagnostico, si consente anche una stratificazione prognostica dei pazienti. Allo stesso modo, attraverso le tecniche di SPECT e di PET è possibile valutare la vitalità dei tessuti ischemici, la riserva di flusso coronarico e le caratteristiche metaboliche dei tessuti [14]. Tutte queste metodiche sono però fortemente limitate dallo scarso potere di risoluzione che non permette di rilevare stenosi inferiori al 50%, limitandone l'impiego clinico. La recente associazione della PET con la TAC *multislice*, dotata di una risoluzione molto elevata, dovrebbe permettere di supplire, come già accade nella diagnostica dei secondarismi in oncologia, ai suddetti limiti di metodiche di medicina nucleare. Ad esempio, le misurazioni del grado di calcificazione della placca, combinate all'utilizzo di specifici traccianti per la caratterizzazione di processi infiammatori, potrebbero aiutare a identificare i pazienti ad alto rischio di sviluppare un evento cardiovascolare maggiore [14]. L'impatto clinico dell'utilizzo della PET/TC è però, allo stato attuale, ancora da definire.

8.2
Biomarcatori umorali e cellulari di vulnerabilità della placca aterosclerotica

Dati preliminari suggeriscono che la misurazione nel sangue di particolari marker di vulnerabilità possa essere utilizzata per definire pazienti ad alto rischio [15], sebbene non ne esistano ancora di specifici che permettano una determinazione accurata. Il paradigma riconoscimento di placche vulnerabili sia coronariche che carotidee si basa sul principio che citochine, elementi cellulari attivati e altri fattori biumorali presenti nelle placche vulnerabili possano essere quantificati nella circolazione periferica. Infiammazione e trombosi sono processi chiave nella genesi della placca instabile: infatti, la formazione della stessa placca richiede l'innesco di una serie di adattamenti al danno che si inquadrano all'interno della risposta infiammatoria, ma la flogosi stessa svolge anche un ruolo centrale nella genesi dell'instabilità strutturale della placca e degli eventi di tipo tromboembolico che si innescano in corrispondenza della placca destabilizzata. La natura dei messaggi chimici generati nel processo infiammatorio del tessuto vascolare, dei tipi distruttivo (necrosi e apoptosi di elementi cellulari), ricostruttivo/riparativo (proliferazione connettivale e genesi del cappuccio fibroso) e differenziativo/rimodellativo (riarrangiamento del cappuccio, produzione e secrezione di proteasi/antiproteasi), ma anche di tipo procoagulante/proaggregante, sembra quindi essere il principale determinante degli eventi (acuti o cronici) che caratterizzano la successiva evoluzione della placca aterosclerotica. In linea con quanto detto, diversi biomarcatori che riflettono l'evoluzione del processo infiammatorio hanno visto confermata, negli ultimi anni, la loro valenza come indicatori di instabilità della placca. Sfortunatamente è da tempo chiaro che l'infiammazione è costantemente un fenomeno sistemico e, per questo motivo, la ricerca di marker specifici di infiammazione della placca aterosclerotica ha condotto all'identificazione di una miriade di indicatori surrogati, variamente localizzati nello sterminato programma trascrizionale che si innesca con la risposta flogistica. Tra quelli proposti vi sono sia marcatori infiammatori di tipo "prossimale", quali le citochine che innescano (TNF-α, IL-6) o modulano (IL-10) il processo infiammatorio (e ne sono il vero *primum movens*), sia marker "distali", come le molecole di adesione (CAM), la cui espressione è indotta dalle citochine in numerosi tipi cellulari, oppure le proteine di fase acuta (come la proteina C reattiva o la componente sierica A dell'amiloide), prodotte dal fegato sotto lo stimolo delle stesse citochine, o altre proteine sintetizzate dai macrofagi attivati, i veri "protagonisti molecolari" dell'infiammazione acuta e cronica, come la *pregnancy associated plasma protein A*. Solo per fare un esempio, la PCR, una pentrassina prodotta dagli epatociti, è sicuramente il più studiato tra i marcatori infiammatori e risulta essere un predittore indipendente di eventi acuti cardiovascolari in soggetti asintomatici, ma anche in pazienti con angina instabile, mentre in quelli con infarto miocardico livelli elevati di tale marcatore alla dimissione si associano a una peggiore prognosi a distanza. In questo caso, l'idea generale è che l'infiammazione sistemica si rifletta in qualche modo e orienti in senso destabilizzante gli eventi all'interno della lesione critica. Per quanto concerne i marcatori emostatici, occorre considerare che anch'essi sono in parte un riflesso del processo infiammatorio (molti degli elementi coinvolti sono anche proteine di fase acuta); diversi sono stati proposti come indicatori di placca instabile come, ad esempio, il fibrinogeno e il dimero-D. Mentre il primo è prodotto dal fegato sotto lo stimolo delle citochine, il secondo deriva dall'idrolisi della fibrina da parte della plasmina e, quindi, compare a valle della coagulazione come conseguenza dei processi fibrinolitici, riflettendo il turnover della fibrina; in realtà, anche il dimero-D correla con i livelli circolanti di PCR e di amiloide sierica A (SAA), così da poter essere anch'esso considerato un marcatore di infiammazione oltre che di eventi tromboembolici. I livelli ematici di dimero-D sono stati associati ad aumentato rischio di eventi cardiovascolari in soggetti asintomatici. L'attenzione su nuovi potenziali marker si sta focalizzando anche sulle molecole di adesione cellulare, sulla P-selectina, sull'IL-6 e sul TNF-α. Le molecole di adesione cellulare sono da considerarsi potenziali candidati in virtù del fatto che sono attivate dalle citochine infiammatorie e quindi rilasciate a livello endoteliale [16]. Queste molecole rappresentano quindi l'unico marker disponibile per valutare l'attivazione endoteliale e l'infiammazione arteriosa. Lo studio Physicians' Health Study ha valutato più di 14 000 individui sani dimostrando che le ICAM-1 correlavano con il rischio cardiovascolare e che soggetti nel quartile più alto avevano un rischio 1,8 volte maggiore rispetto ai pazienti nel quartile più basso [16]. Inoltre, è stato dimostrato che i livelli di ICAM-1 e di VCAM-1 (*Vascular Cell Adhesion Molecule-1*) solubili correlano con l'estensione della patologia aterosclerotica periferica [17]. L'IL-6 è riscontrabile nelle fasi precoci dell'infiammazione ed è il principale stimolo alla produzione epatica di PCR. Anche questa sostanza risulta aumentata in pazienti affetti da aterosclerosi e il rischio di sviluppare un evento acuto risulta 2,3 volte maggiore nei soggetti nel quartile alto rispetto a quelli nel quartile più basso [16]. Altre citochine infiammatorie possono essere coinvolte: ad esempio, il ligando CD40, che si ritrova sulla superficie cellulare, è un omologo del fattore di necrosi tumorale-a che stimola la produzione di sostanze proteolitiche da parte di macrofagi attivati [18]. L'IL-18 è una citochina pro-infiammatoria principalmente prodotta da monociti e macrofagi, che agisce in sinergia con l'IL-12. Entrambe sono espresse nella placca aterosclerotica e stimolano l'induzione dell'IFN-α, che a sua volta inibisce la sintesi del collagene, prevenendo in tal modo la formazione di un cappuccio fibroso di spessore consistente in modo tale da prevenire la destabilizzazione della placca. Mallat e colleghi [19] hanno esaminato 40 placche aterosclerotiche stabili e instabili di pazienti sottoposti a endarterectomia carotidea evidenziando come l'IL-18 fosse altamente espressa nei macrofagi e nelle cellule endoteliali di placche carotidee instabili rispetto a quelle stabili e correlasse con la presenza sia di segni clinici (placche sintomatiche) che istologici (ulcerazione) di vulnerabilità. Nella lista di possibili marker di vulnerabilità della placca carotidea va peraltro menzionata la Lipoprotein(a) o Lp(a), ampiamente riconosciuta come fattore di rischio indipendente per la malattia aterosclerotica in funzione dei livelli plasmatici [20]. Sulla base dell'osservazione che l'apoproteina(a), la più piccola isoforma della Lp(a), è scissa da alcune MMP in due principali frammenti (F1 e F2) [21] ed essendo noto il ruolo delle MMP nel processo di degradazione della matrice extracellulare e dunque nell'aterogenesi, Fortunato e colleghi [22] hanno dimostrato che i frammenti dell'apoproteina(a), F2 in maggior quantità rispetto a F1, si accumulano in placche carotidee instabili in prossimità di zone di erosione e ulcerazione laddove è maggiore peraltro la concentrazione di MMP-2 e MMP-9: ciò suggerisce una forte associazione tra frammenti dell'apoproteina(a), MMP e destabilizzazione della placca aterosclerotica. Anche lo stress ossidativo svolge un ruolo non solo eziopatogenetico, ma anche modulatorio nel processo infiammatorio, giacché molte specie reattive dell'ossigeno sono mediatori dell'infiammazione o delle funzioni delle cellule infiammatorie. Per di più lo stress ossidativo occupa anche un ruolo importante nella genesi della placca, determinandone il momento centrale e, cioè, l'ossidazione delle lipoproteine LDL, ma ciò non deve far pensare che il suo ruolo sia limitato semplicemente all'innesco del processo infiammatorio nella parete vascolare. Sebbene un complesso *signalling* infiammatorio regoli le attività cellulari all'interno della placca, anche le reazioni ossido-riduttive (redox) contribuiscono alla patogenesi della placca, modulando la proliferazione delle cellule muscolari lisce, l'apoptosi e, in generale, il rimodellamento della lesione attraverso la regolazione delle proteasi e delle antiproteasi. Anche alcuni aspetti della disfunzione endoteliale (sregolazione della sintesi di ossido nitrico, espressione di molecole di adesione) sono regolate da eventi ossidativi, così come altri passaggi chiave della regolazione della funzione piastrinica e della trasduzione del segnale. Per questi motivi, anche elementi della regolazione redox sono stati studiati come possibili biomarcatori di aterosclerosi e rischio collegato. Tra questi, numerose attività enzimatiche presenti negli elementi cellulari (endotelio, fagociti, cellule muscolari lisce, fibroblasti) e, tra esse, la mieloperossidasi hanno ricevuto negli ultimi decenni un interesse particolare. Recentemente un altro enzima connesso con le reazioni redox è stato utilizzato con successo come predittore di rischio cardiovascolare: la gamma-glutamiltransferasi (GGT). Studi condotti a partire dalla fine degli anni Novanta hanno evidenziato un ruolo patogenetico della GGT nella progressione dell'aterosclerosi e nelle sue complicanze [23] e la sua presenza nella placca aterosclerotica carotidea [24] e coronarica [25]. Recentemente, Mallat e colleghi [19] hanno inoltre dimostrato come un aumento dello stress ossidativo in placche carotidee correli con l'instabilità della placca stessa. Il riconoscimento di placche vulnerabili attraverso marcatori nel sangue circolanti potrebbe anche essere effettuato utilizzando come bersaglio le cellule infiammatorie che causano la vulnerabilità delle placche stesse. Per esempio, l'IFN-α prodotto dalle cellule CD4(+) e CD28 (*null*) sotto stimolo macrofagico risulta aumentato nelle sindromi coronariche acute [26], suggerendo che delle sottopopolazioni particolari di cellule T sono coinvolte nella rottura e nell'erosione della placca aterosclerotica. Le fasi di instabilità del processo aterosclerotico sia coronarico che periferico potrebbero essere quindi legate a popolazioni monoclonali di cellule T, in maniera simile a quelle in corso di gammopatie monoclonali [26].

In conclusione, quindi, numerosi biomarcatori di infiammazione possono indicare la presenza di lesioni instabili. Questi marker scaturiscono dalla patogenesi stessa della destabilizzazione della placca aterosclerotica e, quindi, dal processo infiammatorio/trombotico. Anche lo stress ossidativo partecipa a più livelli alla destabilizzazione della placca e, in questo senso, la determinazione della GGT sierica rappresenta un promettente biomarcatore indipendente di instabilità della placca.

8

Bibliografia

1. Barbieri MC, Rugarli C (2002) Malattie dei vasi. In: Rugarli C (ed) Medicina Interna Sistematica. Masson, Milano, pp 35-54
2. Libby P (2008) Patogenesi, prevenzione e trattamento dell'aterosclerosi. In: Harrison. Principi di Medicina Interna. McGraw Hill, Milano, pp 1460-1467
3. Nighoghossian N, Derex L, Douek P (2005) The vulnerable carotid artery plaque. Current imaging methods and new perspectives. Stroke 36:2764-2772
4. O'Leary DH, Polak JF, Kronmal RA (1999) Carotid artery intima and media thickness as a risk factor for myocardial infarction and stroke in older adults. N Eng J Med 340:14-22
5. Chambless L, Heiss G, Folsom AR (1997) Association of coronary heart disease incidence with carotid arterial wall thickness and major risk factor: the atherosclerosis risk in communities (AIRC) study. Am J Epidemiol 146:483-494
6. Writing Group II. Prevention Conference V (2000) Beyond Secondary Prevention: Identifying the High Risk patient for primary prevention test for silent and inducible ischemia. Circulation 101:2-15
7. Hoff JA, Chomka EV, Kranik AJ (2001) Age and gender distributions of coronary artery calcium detected by electron beam tomography in 35246 adults. Am J Cardiol 87:1335-1339
8. Wong ND, Hsu JC, Dettano RC (2000) Coronary artery calcium evaluation by electron beam computed tomography and its relation to new cardiovascular events. Am J Cardiol 86:495-498
9. Fuster V, Badimon JJ, Badimon L (1992) Clinical-pathological correlations of coronary disease progression and regression. Circulation 86:1-11
10. Falk E (1992) Why do plaque rupture? Circulation 86:30-42
11. Stary HC, Chandler AB, Dinsmore RE et al (1995) A definition of advanced types of atherosclerotic lesions and a histological classification of atherosclerosis: a report from the committee on vascular lesions of the council on arteriosclerosis, American Heart Association. Circulation 92:1355-1374
12. Lu C, Picano E, Pingitore A et al (1995) Complex coronary artery lesion morphology influences results of stress echocardiography. Circulation 91:1669-1675
13. Ambrose JA, Winters SL, Stern A et al (1985) Angiographic morphology and pathogenesis of unstable angina pectoris. J Am Coll Cardiol 5:609-616
14. Schwaiger M, Ziegler S, Nekolla SG (2005) PET/CT: challenge for nuclear cardiology. J Nucl Med 46:1664-1678
15. Blake GJ, Ridker PM (2001) Inflammatory mechanisms in atherosclerosis: from laboratory evidence to clinical application. Ital Heart J 2:796-800
16. Ridker PM, Rifai N, Stampfer MJ, Hennekens CH (2000) Plasma concentration of interleukin-6 and the risk of future myocardial infarction in apparently healthy men. Circulation 101:1767-1772
17. Peter K, Nawroth P, Conradt C et al (1997) Circulating vascular cell adhesion molecule-1 correlates with the extent of human atherosclerosis in contrast to circulating intercellular adhesion molecule-1, E-selectin, P-selectin and thrombomodulin. Arterioscler Thromb Vasc Biol 17:505-512
18. Libby P, Aikawa M (1998) New insights into plaque stabilisation by lipid lowering. Drugs 56:S9-S13
19. Mallat Z, Corbaz A, Scoazec A et al (2001) Expression of interleukin-18 in human atherosclerotic plaques and relation to plaque instability. Circulation 104:1598-1603
20. Rhoads GG, Dahlen G, Berg K et al (1986) Lp(a) lipoprotein as a risk factor for myocardial infarction. JAMA 256:2540-2544
21. Edelstein C, Italia JA, Scanu AM (1997) Polymorphonuclearcells isolated from human

peripheral blood cleave lipoprotein(a) and apolipoprotein(a) at multiple interkringle sites via the enzyme elastase. Generation of mini-Lp(a) particlesand apo(a) fragments. J Biol Chem 272:11079-11087

22. Fortunato JE, Bassiouny HS, Song RH et al (2000) Apolipoprotein(a) fragments in relation to human carotid plaque instability. J Vasc Surg 32:555-563

23. Pompella A, Emdin M, Passino C, Paolicchi A (2004) The significance of serum g-glutamyl-transferase in cardiovascular diseases. Clin Chem Lab Med 42:1085-1091

24. Emdin M, Passino C, Donato L et al (2002) Serum gamma-glutamyltransferase as a risk factor of ischemic stroke might be independent of alcohol consumption. Stroke 33:1163-1164

25. Paolicchi A, Emdin M, Ghliozeni E et al (2004) Images in cardiovascular medicine. Human atherosclerotic plaques contain gamma-glutamyl transpeptidase enzyme activity. Circulation 109(11):1440

26. Liuzzo G, Vallejo AN, Kiopecky SL et al (2001) Molecular fingerprint of interferon-gamma signaling in unstable angina. Circulation 103:1509-1514

Trattamento farmacologico

9

Alla modificazione dei principali fattori di rischio comportamentali, alla diagnosi per immagini della placca e al suo trattamento chirurgico è necessario associare un controllo adeguato, anche con terapia farmacologica dove necessario, della pressione arteriosa, della dislipidemia, delle condizioni di iperglicemia e degli stati protrombotici e proinfiammatori. Una descrizione, seppur generale, dei farmaci utilizzati per prevenire tutti gli stati predisponenti/aggravanti la patologia aterosclerotica non rientra nello scopo del presente volume, ove verrà trattata solamente la terapia della dislipidemia, fattore coinvolto nell'eziopatogenesi della placca e in grado di influire anche sulla sua stabilità. Infatti, tanto più la placca è infarcita di colesterolo, tanto essa è instabile e propensa a rompersi, generando un evento cardiovascolare maggiore.

9.1
Trattamento farmacologico delle dislipidemie

Nell'ambito della prevenzione dell'aterosclerosi la farmacologia offre un numero ristretto di tipologie di farmaci in grado di influire sulla dislipidemia. Il colesterolo è un lipide ed è quindi insolubile in acqua e nel sangue, ove si ritrova come componente di lipoproteine, che vengono formate a livello epatico e successivamente riversate nel torrente circolatorio e trasportate a livello periferico.

La quantità di colesterolo che si deposita nella placca dipende dal bilancio tra il movimento del colesterolo dal plasma alla parete arteriosa e viceversa: questo movimento bidirezionale è dovuto alle lipoproteine che portano colesterolo alla parete arteriosa (lipoproteine a bassa densità, LDL) e ad altre che lo estraggono (ad alta densità, HDL) (Fig. 9.1). Il soggetto si definisce dislipidemico quando si verificano una o entrambe le seguenti condizioni:
- aumento del colesterolo LDL;
- diminuzione del colesterolo HDL.

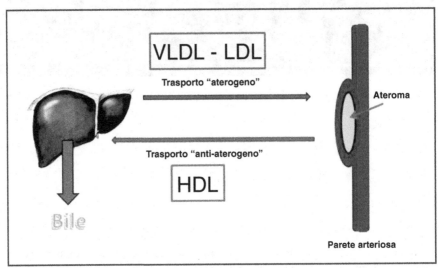

Fig. 9.1 Trasporto del colesterolo e aterosclerosi. Per gentile concessione del Dr. Pino De Angelis

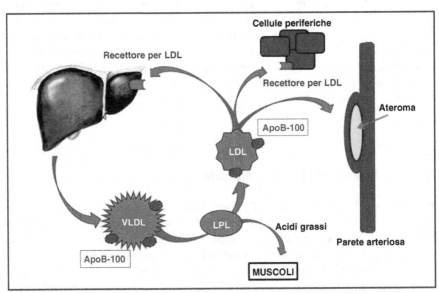

Fig. 9.2 Metabolismo delle VLDL-LDL. Per gentile concessione del Dr. Pino De Angelis

Queste situazioni possono nello stesso individuo coesistere o essere indipendenti (aumento puro delle LDL/diminuzione pura delle HDL). La mobilizzazione del colesterolo a livello della parete arteriosa è in realtà un processo molto più complesso di quanto precedentemente descritto. Abbassare la concentrazione del colesterolo LDL e aumentare il colesterolo HDL rallenta la progressione dell'aterosclerosi coronarica e può, in parte, indurne una regressione (Fig. 9.2).

9.1.1
Farmaci attivi sul colesterolo LDL

Il fegato produce una lipoproteina ricca in trigliceridi detta VLDL (*Very Low Density Lipoprotein*; lipoproteina a bassissima densità). Questa viene riversata nel sangue dove interagisce con un enzima lipolitico, la lipasi lipoproteica (a prevalente localizzazione muscolare) che idrolizza i trigliceridi della VLDL in acidi grassi utilizzati a livello muscolare come fonte di energia. La VLDL perde quindi trigliceridi tramutandosi in una molecola più piccola e povera (LDL). A livello periferico, il recettore riconosce una porzione delle liproteine, la proteina B100, presente sia nelle VLDL che nelle LDL e, una volta avvenuto il riconoscimento, la LDL viene internalizzata e degradata. Le LDL hanno tre destini distinti:

- ritornare al fegato ed essere internalizzate dagli epatociti, dove si trova un recettore per le LDL (LDL-R);
- essere internalizzate nelle cellule periferiche, dove è presente lo stesso recettore;
- seguire una via "aspecifica", mediata da recettori *scavenger* (spazzini) localizzati sui macrofagi a livello della parete arteriosa.

Esistono quindi modalità di trasporto e di catabolismo delle LDL fisiologiche e una via aterogena delle LDL, che è invece patologica. Il cardine del sistema è la saturabilità dei meccanismi di trasporto fisiologico delle LDL, contrariamente alla non saturabilità del meccanismo aterogeno. Se la concentrazione di LDL aumenta, il sistema fisiologico si esaurisce e le particelle in eccesso si accumulano a livello del macrofago della parete arteriosa. Lo scopo dei farmaci attualmente utilizzati per la terapia è la prevenzione della dislipidemia e la riduzione del colesterolo LDL [1,2].

9.1.2
Le statine

L'introduzione in terapia delle statine ha permesso di confermare in modo definitivo la correlazione tra ipercolesterolemia e aterosclerosi e di dimostrare l'efficacia degli interventi ipolipemizzanti nel ridurre il rischio aterosclerotico. Fino all'avvento di tali farmaci gli studi clinici avevano principalmente riguardato pazienti con alti livelli di ipercolesterolemia e con agenti farmacologici di limitata efficacia e scarsa compliance dovuta a una ridotta tollerabilità. Tali studi non hanno quindi permesso di ottenere una riduzione della mortalità totale e di un'effettiva riduzione del rischio specie in prevenzione primaria. Attualmente, la classe dei farmaci maggiormente utilizzata nelle dislipidemie è rappresentata dalle statine, molecole in grado di inibire la sintesi endogena del colesterolo tramite l'inibizione dell'enzima 3-idrossi-3-metil-glutaril coenzima A (HMG-CoA) reduttasi. Tutte le cellule sono in grado di sintetizzare, attraverso una serie di passaggi, colesterolo a partire dall'acetil-CoA. In questa catena l'enzima chiave su cui si basa l'azione delle statine è rappresentato dall'HMG-CoA reduttasi, un enzima che converte, soprattutto nel fegato, l'idrossi-metil-glutaril-CoA in mevalonato [2]. Molti *trial* clinici [3] hanno dimostrato che questi farmaci riducono gli eventi cardiovascolari e la mortalità a essi associata a

9

prescindere dai livelli iniziali di colesterolo e quindi vengono prescritte in tutti i soggetti con malattia cardiovascolare sintomatica (coronaropatia, vasculopatia periferica, ictus non emorragico, attacco ischemico transitorio o diabete mellito). Oggi sul mercato italiano sono commercializzate cinque tipologie di statine (di seguito elencate in ordine di comparsa dai primi anni Ottanta):

- simvastatina;
- pravastatina;
- fluvastatina;
- atorvastatina;
- rosuvastatina.

Oltre a queste molecole è stata presente sul mercato e ritirata alcuni anni fa la cerivastatina. Le statine non sono tutte uguali: in base alla loro diversa struttura chimica agiscono in modo differente e possiedono specifiche peculiarità. Tutte presentano una porzione detta "farmacoforo", un duplicato di una porzione dell'Hmg-CoA reduttasi, che è in grado di inibire l'enzima stesso; tale porzione però non è identica per le differenti classi; inoltre, l'anello che duplica il substrato del farmaco può essere in forma "chiusa" (pro farmaco) o "aperta" (farmaco attivo) e, quindi, in grado di competere senza ulteriori modificazioni con l'enzima. Tutte le statine hanno una costante di affinità per l'enzima nettamente superiore rispetto al substrato; quindi, se nella cellula è presente una molecola di HMG-CoA e una di statina, l'enzima reagisce con la statina. Nel complesso le statine sono tutte estremamente più potenti del substrato naturale dell'enzima, alcune possiedono una maggiore affinità di altre, in quanto le differenti conformazioni della molecola attribuiscono una diversa affinità; confrontando le IC50 (concentrazione che inibisce il 50% dell'enzima) riportate in Tabella 9.1, è evidente che la costante di affinità del substrato per l'enzima è variabile per le diverse molecole e, quindi, la dose di farmaco necessaria per ottenere lo stesso effetto a livello molecolare è differente (ad esempio, la pravastatina è 10 volte più potente della rosuvastatina) [4]. La rosuvastatina, l'ultima introdotta in commercio, rappresenta la molecola più potente di questa classe.

L'affinità per l'enzima non è però l'unico parametro da valutare nella scelta terapeutica poiché, dal punto di vista metabolico, le statine vengono catabolizzate ed eliminate attraverso vie differenti (prevalentemente attraverso citocromi epatici) e, quindi, possono essere soggette a interazioni diverse con farmaci o molecole che utilizzino la stessa via. L'organo target delle statine è il fegato, la sede di maggior produzione di colesterolo, necessario per la sintesi epatica degli acidi biliari e derivante dalla

Tabella 9.1 Confronto delle IC50 per le diverse statine. Modificata da [5]

Farmaco	IC_{50} (nM)
Rosuvastatina	5,4
Atorvastatina	8,2
Cerivastatina	10,0
Simvastatina	11,2
Fluvastatina	27,6
Pravastatina	44,1

sintesi endogena o dall'internalizzazione delle LDL; questo meccanismo è regolato dal colesterolo stesso, dalle necessità della cellula e dal quantitativo di acidi biliari che devono essere prodotti. Se viene accumulato troppo colesterolo, la cellula epatica inibisce la sintesi endogena e di recettori LDL; viceversa, se l'epatocita è in carenza di colesterolo aumenta la produzione endogena e la captazione mediante i recettori LDL. Le statine, inibendo una di queste vie, ovvero la sintesi endogena del colesterolo, aumentano l'espressione di recettori di LDL da parte dell'epatocita e, quindi, l'assorbimento di colesterolo dal sangue necessario per la produzione dei sali biliari. L'incremento dell'espressione recettoriale aumenta il catabolismo fisiologico delle LDL e diminuisce quello mediato dal recettore *scavenger* dei macrofagi. Tale tipologia di azione è comune a tutte le statine. Tale classe di molecole, inoltre, svolge altri effetti a livello della funzione endoteliale, della parete vasale, della funzione macrofagica e della reattività piastrinica. Inoltre, presenta attività antinfiammatorie e immunomodulanti [6]. Esistono, come per molte classi farmacologiche, situazioni in cui l'utilizzo o l'efficacia delle statine è limitata; è il caso, ad esempio, dell'ipercolesterolemia familiare. Gli individui con tale affezione producono recettori anomali non funzionanti, presentando quindi livelli molto elevati di LDL nel sangue. La somministrazione di statine è, perciò, inutile, aumentando l'espressione negli epatociti di recettori che non sono in grado di svolgere la loro normale funzione [7]. Esistono, inoltre, come citato precendentemente, problemi di interazioni farmacologiche, diverse da statina a statina e dai sistemi deputati alla loro metabolizzazione. Ad esempio, due delle statine in commercio (atorvastatina e simvastatina) sono metabolizzate dal citocromo P450, un sistema coinvolto anche nella degradazione di molte altre classi di farmaci, che se contemporaneamente presenti indurranno un fenomeno di competizione e, quindi, una variazione della circolazione delle molecole attive con effetti differenti. La pravastatina, invece, non è metabolizzata dal sistema del citocromo P450. Un ulteriore limite delle statine è rappresentato dal grado di tossicità; tali molecole sono infatti ben tollerate, ma possono causare problemi di tossicità muscolare ed epatica. Celebre è il caso della carivastatina, ritirata dal mercato a causa di alcuni decessi da rabdomiolisi a livello del muscolo striato e del miocardio. I cinque *trial* clinici più importanti condotti con statine hanno visti coinvolti circa 31000 pazienti e hanno permesso di dimostrare l'effettivo beneficio della riduzione della colesterolemia LDL su morbilità e mortalità cardiovascolare [9-12]. Il beneficio si manifesta in prevenzione secondaria e primaria in pazienti non solo con ipercolesterolemia grave, ma anche lieve o moderata. Tali studi, oltre a evidenziare l'efficacia di questa classe di farmaci, ne hanno messo in evidenza l'ottimo profilo di tollerabilità. Recentemente una ricerca condotta con gemfibrozil (VA HIT) [8] ha fornito un convincente dato clinico anche sul ruolo protettivo delle HDL. Tre principali studi clinici hanno messo in evidenza il ruolo delle statine nella prevenzione secondaria: 4S, CARE, LIPID.

The Scandinavian Simvastatin Survival Study (4S) [9]. Lo studio 4S è il primo dei grandi *trial* con statine che ha dimostrato in modo definitivo come una terapia ipolipemizzante possa ridurre non solo la mortalità coronarica, ma anche quella totale. Questo studio ha valutato l'efficacia e la tollerabilità della simvastatina in 4444 pazienti ipercolesterolemici affetti da patologie coronariche. I soggetti trattati ricevevano simvastatina a dosaggi efficaci nel ridurre il colesterolo totale al di sotto di 200 mg/dl. Tale intervento ha comportato una riduzione media del colesterolo LDL del 35%. L'*end point* primario di questo studio, la mortalità totale, si è ridotto del 30% grazie al trattamento. Tra gli *end point* secondari è stata osservata una riduzione del 35% degli eventi coronarici maggiori, nonché una diminuzione significativa dell'incidenza di ictus. Tali risultati sono stati ottenuti senza effetti collaterali rilevanti e, probabilmente per la prima volta in uno studio di intervento con farmaci ipolipemizzanti, senza nessun aumento della mortalità per cause non cardiovascolari.

Cholesterol and Recurrent Events (CARE) [10]. Il CARE ha coinvolto 4259 pazienti coronaropatici trattati per 5 anni con 40 mg/die di pravastatina. Il trattamento ha indotto una riduzione del colesterolo LDL da una media di 137 mg/dl a una di 98 mg/dl, con un calo degli eventi coronarici maggiori del 25%, delle morti coronariche del 24%, degli interventi di rivascolarizzazione del 27% e di ictus del 31%. Anche in questo studio la manifestazione di effetti indesiderati si è rivelata poco significativa. L'importanza del CARE risiede nella dimostrazione del beneficio dell'intervento in soggetti con colesterolemia media.

Long-Term Intervention with Pravastatin in Ischaemic Disease (LIPID) [11]. Lo studio ha nuovamente considerato il trattamento con 40 mg/die di pravastatina in 9014 soggetti con livelli di colesterolo LDL simili a quelli previsti dallo studio CARE. Anche in questo caso è stata osservata una riduzione degli eventi coronarici maggiori e della mortalità del 29 e 23%, rispettivamente.

L'analisi dei sottogruppi questi dei tre *trial* ricordati ha dimostrato l'efficacia della terapia in tutti i soggetti, anche se con fattori di rischio diversi: uomini e donne, giovani e anziani, fumatori e non fumatori, ipertesi e normotesi, diabetici e non diabetici (di tipo 2).

Il ruolo delle statine nella prevenzione primaria è stato evidenziato da due principali studi: WOSCOPS e AF-CAPS/TexCAPS.

West of Scotland Coronary Prevention Study (WOSCOPS) [4]. In questo studio di prevenzione primaria sono stati trattati per cinque anni con pravastatina (40 mg/die) 6595 uomini con elevati valori di colesterolo LDL. Il farmaco ha ridotto la colesterolemia LDL da una media di 192 mg/dl d una di 159 mg/dl. Gli *end point* primari, infarto del miocardio fatale e non fatale, sono apparsi ridotti del 31%, con un calo della mortalità totale del 22%.

Air Force/Texas Coronary Atherosclerosis Prevention Study (AF-CAPS/Tex CAPS) [12]. Questo studio fornisce un completamento importante del WOSCOPS, chiarendo il ruolo della prevenzione primaria in pazienti con livelli lievi o moderati di colesterolo LDL. I criteri di inclusione prevedevano il colesterolo LDL tra 130-190 mg/dl o 125-129 mg/dl con un rapporto LDL/HDL superiore a 6 (colesterolo HDL minore di 45-47 mg/dl). La media iniziale del colesterolo LDL, pari a 150 mg/dl, nei 6605 pazienti arruolati è ridotta a 115 mg/dl da lovastatina (20-40 mg/die). L'*end point* primario, comparsa del primo evento coronarico acuto fatale e non fatale (infarti del miocardio, angina instabile, morte improvvisa), è risultato ridotto del 37%.

Infine, il *Veterans Affairs High-Density Lipoprotein Cholesterol Intervention Trial Study* (VA HIT) [8] ha considerato soggetti coronaropatici con livelli di colesterolo LDL addirittura sotto la media e, quindi, non indicati per il trattamento farmacologico secondo le correnti linee guida. In questo studio, 2531 soggetti con colesterolo LDL e HDL inferiori a 140 e 40 mg/dl, rispettivamente, hanno ricevuto gemfibrozil 1200 mg/die per circa 5 anni. Il trattamento farmacologico ha prodotto una riduzione dei trigliceridi del 31%, un aumento del colesterolo HDL del 6% e una diminuzione del colesterolo totale del 4%, senza variazioni significative del colesterolo LDL. Nonostante il mancato effetto sul colesterolo LDL, gli eventi coronarici fatali e non fatali hanno seguito una riduzione del 22%. Questo studio mette in evidenza il beneficio di una terapia mirata all'abbassamento dei trigliceridi e all'aumento di HDL.

9.1.3
Le resine a scambio ionico

La colestiramina e il colestipolo sono resine a scambio ionico utilizzate maggiormente in passato quando non esistevano le statine. Questi farmaci agiscono legandosi agli acidi biliari, prevenendone il riassorbimento e aumentandone l'escrezione con le feci. Tale azione promuove la conversione epatica del colesterolo in acidi biliari, aumentando l'attività del recettore delle LDL delle cellule epatiche con conseguente aumento della *clearance* di colesterolo LDL dal plasma. Dato che la colestiramina e il colestipolo sono farmaci che non vengono assorbiti, ma permangono nell'intestino, gli effetti collaterali osservabili sono di tipo gastrointestinale (stitichezza, diarrea, nausea, vomito) (Fig. 9.3). Attualmente esistono in commercio dei preparati che associano colestiramina a una statina, potenziando l'azione ipo-colesterolemizzante dei singoli prodotti.

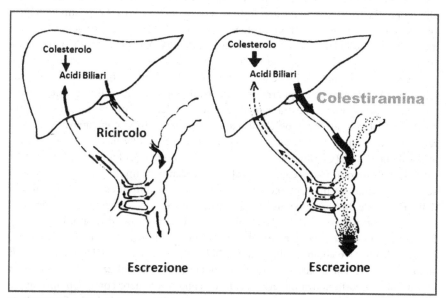

Fig. 9.3 Effetto delle resine a scambio ionico. Legandosi agli acidi biliari, ne prevengono il riassorbimento e ne aumentano l'escrezione con le feci. Per gentile concessione del Dr. Pino De Angelis

9

9.1.4
Inibitori dell'assorbimento intestinale

A questa categoria appartiene l'ezetimibe, che agisce come inibitore dell'assorbimento intestinale del colesterolo introdotto con l'alimentazione. Il colesterolo viene assorbito dall'enterocita e portato al fegato attraverso i chilomicroni; questi entrano nell'enterocita grazie all'azione di determinati trasportatori. In parallelo, un altro trasportatore espelle colesterolo dall'enterocita in un processo bilanciato in cui la quantità introdotta è uguale a quella escreta. L'ezetimibe è un inibitore selettivo del primo trasportatore che trasferisce colesterolo all'interno dell'enterocita; inibendo la sua azione la quantità di colesterolo nell'enterocita diminuisce in quanto permane attivo solo il trasportatore che espelle colesterolo, determinandone quindi una riduzione di trasporto al fegato. Ne consegue un aumento dell'espressione del recettore LDL e della *clearance* del colesterolo dal sangue. Come per la colestiramina, esiste un effetto additivo della contemporanea somministrazione di ezetimibe e statine. Tale farmaco viene prescritto come trattamento adiuvante alla dieta in pazienti con ipercolesterolemia primaria (in associazione con una statina o da solo, se tale farmaco non è indicato) e in pazienti con ipercolesterolemia familiare omozigote (in associazione con una statina).

9.1.5
Farmaci attivi sul colesterolo HDL

Nel corso degli ultimi anni sono state messe a punto nuove molecole farmacologiche allo scopo di agire non sul colesterolo LDL, ma su quello HDL. Il capostipite di questa nuova famiglia è il torcetrapib. Il fegato produce la APOA-1, la principale proteina costituente delle HDL secreta nel sangue, tramite la quale giunge alla parete arteriosa. Qui, date le sue dimensioni ridotte, si infiltra tra le tonache del vaso attraverso lo spazio endoteliale e giunge a contatto con i macrofagi. A questo livello la proteina APOA-1 diventa una lipoproteina grazie all'acquisizione di lipidi, determinando contemporaneamente l'estrazione di colesterolo dal macrofago. La proteina può portare colesterolo al fegato poiché a livello degli epatociti vi è un apposito recettore. Esiste in parallelo una seconda via nella quale è coinvolta una proteina di membrana detta CETP (*Cholestery Ester Transfert Protein* - proteina trasportatrice di esteri di colesterolo) che è coinvolta nel metabolismo dei lipidi. La CEPT media lo scambio di lipidi tra lipoproteine attraverso il trasferimento di esteri del colesterolo dalle HDL alle lipoproteine ricche di trigliceridi, con conseguente riduzione dei livelli delle prime. Le VLDL, a loro volta, portano colesterolo al fegato, il quale poi lo secerne con la bile. La categoria di farmaci in questione interviene su questa via, inibendo la CEPT e aumentando in tal modo i livelli circolanti di HDL nel sangue. È stato eseguito recentemente uno studio nel quale sono stati utilizzati in associazione una statina e questa nuova molecola, con lo scopo di ottenere contemporaneamente un aumento delle HDL e una diminuzione dei livelli di colesterolo LDL. Tale studio è stato però interrotto, poiché non ha mostrato i risultati sperati, in quanto si è osservata una mortalità maggiore del gruppo dei soggetti che assumevano contemporaneamente le due sostanze rispetto gruppo di controllo del quale veniva assunta soltanto la statina.

9.1.6
I fibrati

Bezafibrato, ciprofibrato, fenofibrato e gemfibrozil agiscono principalmente riducendo il livello dei trigliceridi sierici, con effetti variabili sul colesterolo LDL. Solitamente vengono impiegati associati a una statina per controllare sia i valori di colesterolo che di trigliceridi [13,14].

Bibliografia

1. Scheen AJ, Radermecker R, De Flines J, Ducobu J (2007) Recent treatment. Rev Med Liege 62:324-328
2. Silvestris F, Cafforio P, Campagna M (2004) Statins in clinical medicine: antiinflammatory and immunomodulatory effects. Giorn It Allergol Immunol Clin 14:59-67
3. Aronow WS (2006) Management of hyperlipidemia with statins in the older patient. Clin Interv Aging 1:433-438
4. Sheperd J, Cobbe SM, Ford I et al (1995) Prevention of coronary heart disease with pravastatin in men with hypercholesterolemia. N Engl J Med 333:1301-1307
5. McTaggart F, Buckett L, Davidson R et al (2001) Preclinical and clinical pharmacology of Rovustatin, a new 3-hydroxy-3-methylglutaryl coenzyme A reductase inhibitor. Am J Cardiol 87:28-32
6. Prevention of coronary heart disease in clinical practice. Recommendations of the second Joint Task Force of European and other Societies on coronary prevention (1998). Eur Heart J 19:1434-1503
7. Iughetti L, Predieri B, Balli F, Calandra S (2007) Rational approach to the treatment for heterozygous familial hypercholesterolemia in childhood and adolescence: a review. J Endocrinol Invest 30:700-719
8. Bloomfield Rubins H, Robins SJ, Collins D et al for the Veteran Affairs Hig h-Density Lipoprotein Chotesterol Intervention Trial Study Group (1999) Gemfibrozil for the secondary prevention of coronary heart disease in men with low levels of high-density lipoprotein cholesterol. N Eng J Med 341:410-418
9. Scandinavian Simvastatin Survival Study Group (1994) Randomised trial of cholesterol lowering in 4444 patients with coronary heart disease: the Scandinavian Simvastatin Survival Study (4S). Lancet 344:1383–1389
10. Goldberg RB, Mellies MJ, Sacks FM et al (1998) Cardiovascular events and their reduction with pravastatin in diabetic and glucose-intolerant myocardial infarction survivors with average cholesterol levels: subgroup analysis in the cholesterol and recurrent events (CARE) trial: the CARE Investigators. Circulation 98:2513–2519
11. Long-Term Intervention with Pravastatin in Ischemic Disease (LIPID) Study Group (1998) Prevention of cardiovascular events and death with pravastatin in patients with coronary heart disease and a broad range of initial cholesterol levels. N Engl J Med 339:1349–1357
12. Downs JR, Clearfield M, Weis S et al (1998) Primary prevention of acute coronary events

with lovastatin in men and women with average cholesterol levels. Results of AFCAPS/TexCAPS. JAMA 279:1615-1622

13. Robins SJ, Collins D, Wittes JT et al (2001) VA-HIT Study Group. Veterans Affairs High-Density Lipoprotein Intervention Trial. Relation of gemfibrozil treatment and lipid levels with major coronary events: VA-HIT: a randomized controlled trial. JAMA. 285(12):1585-1591

14. Sever PS, Dalhof B, Poulter NR et al (2003) Prevention of coronary and stroke events with atorvastatin in hypertensive patients who have average or lower than average cholesterol concentrations, in the anglo-Scandinavian cardiac outcomes trial - Lipid Lowering Arm (ASCOT-LLA): a multicentre randomized controlled trial. Lancet 361:1149-1158

Trattamento chirurgico

10

F. Formica

10.1
Rivascolarizzazione miocardica chirurgica

La chirurgia della patologia coronarica nell'uomo ha avuto inizio nel 1935 con Beck [1] alla Cleveland Clinic negli Stati Uniti, che eseguì una rivascolarizzazione indiretta avvolgendo la parete anteriore e laterale del cuore mediante un peduncolo vascolarizzato del muscolo pettorale sinistro diviso longitudinalmente in due porzioni. Nel 1951 comincia l'era della rivascolarizzazione miocardica diretta: Vineberg [2] a Montreal esegue un intervento di rivascolarizzazione miocardica anastomizzando direttamente la porzione distale dell'arteria mammaria interna sinistra (AMIS) nel miocardio. Verso la fine degli anni Cinquanta, si sviluppano altre tecniche chirurgiche dirette sulle arterie coronarie, quali l'endoarterectomia coronarica riportata da Bailey e Longmire [3,4]. Con l'introduzione della macchina cuore-polmoni e, quindi, della circolazione extracorporea grazie a Gibbon nell'Università del Minnesota nel 1953 [5], gli interventi di rivascolarizzazione miocardica continuano a svilupparsi con l'avvento di tecniche chirurgiche più precise rivolte sempre all'eliminazione della stenosi coronarica, quali l'angioplastica chirurgica con *patch* in vena safena autologa riportata per la prima volta da Senning nel 1961 [6]. Agli inizi degli anni Sessanta si sviluppa la coronarografia grazie agli sforzi compiuti da Sones e Shirey [7] presso la Cleveland Clinic: questa nuova metodica diagnostica rende possibile la diretta localizzazione delle lesioni aterosclerotiche stenotiche e occlusive delle coronariche e conduce alla nascita della chirurgia coronarica. Dagli inizi degli anni Settanta fino ai giorni nostri i progressi sulla chirurgia coronarica sono stati rapidi ed enormi. Negli ultimi 30 anni, strategie alternative di rivascolarizzazione miocardica sono state descritte e introdotte di routine nella pratica clinica quotidiana e sono incluse in un ampio spettro che spazia dalla rivascolarizzazione miocardica standard, con o senza l'utilizzo della circolazione extracorporea, all'uso dell'angioplastica percutanea con l'ausilio di stent coronarici tradizionali o medicati, fino alla rivascolarizzazione indiretta mediante laser o cellule staminali.

10

10.2
Indicazioni chirurgiche

Per approfondimenti dettagliati su ciò che riguarda le indicazioni chirurgiche o mediante intervento percutaneo si rimanda a testi specifici. In linea generale, i criteri per un intervento chirurgico di rivascolarizzazione miocardica possono essere considerati come criteri esclusivamente anatomici (che comprendono la stenosi critica del tronco comune della coronaria sinistra, la malattia coronarica multivasale, la patologia coronarica bivasale con stenosi critica prossimale dell'arteria interventricolare anteriore) oppure sia anatomici che fisiopatologici: ischemia miocardia acuta, infarto miocardico acuto, shock cardiogeno, presenza di complicanze meccaniche dell'infarto miocardico acuto (insufficienza mitralica acuta grave, rottura della parete libera del ventricolo sinistro, rottura del setto interventricolare), disfunzione acuta o cronica del ventricolo sinistro. In linea generale si considerano emodinamicamente significative e quindi passibili per rivascolarizzazione stenosi coronariche che sono uguali o superiori al 70% del lume vasale. A livello del tronco comune della coronaria sinistra, si considera critica una lesione uguale o superiore al 50%.

Come precedentemente trattato (cfr. paragrafo 8.1), sono diversi i mezzi diagnostici che oggi possono essere utilizzati per la diagnosi della cardiopatia ischemica. La loro applicazione dipende da caso a caso e dovrebbe rispettare dei criteri e linee guida. In generale, gli studi diagnostici più frequentemente utilizzati sono l'elettrocardiogramma, l'ecocardiogramma transtoracico e transesofageo, gli studi di ischemia/vitalità miocardica (scintigrafia e PET miocardica), esami provocativi come test da sforzo, ecocardiogramma e scintigrafia. La coronarografia rappresenta il *gold standard* per la valutazione dell'entità e delle localizzazioni delle lesioni coronariche. Il *timing* chirurgico dipende dalle condizioni generali ed emodinamiche del paziente e dall'eventuale previsione di rischio imminente di complicanza ischemica irreversibile. Eseguire, inoltre, una stratificazione del rischio chirurgico è fondamentale per poter informare il paziente dei rischi e benefici legati alla procedura chirurgica e per ottenere il consenso all'intervento.

10.3
Tecniche chirurgiche

10.3.1
Circolazione extracorporea

L'intervento di bypass aorto-coronarico può essere eseguito con o senza (interventi *off-pump*) l'ausilio della circolazione extracorporea. Nei primi anni Novanta si è assistito a uno sviluppo della rivascolarizzazione miocardica a cuore battente, il cui obiettivo era principalmente legato all'eliminazione della circolazione extracorporea con i suoi effetti collaterali. Attualmente gli interventi a cuore battente hanno una

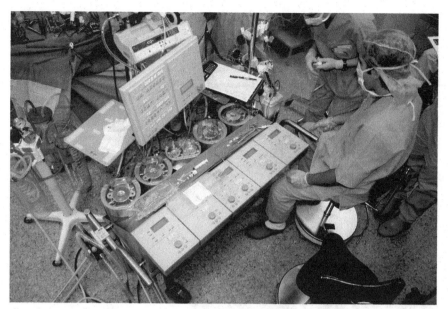

Fig. 10.1 Macchina cuore-polmoni per la circolazione extracorporea

diffusione comunque limitata (in media circa il 25-30% delle rivascolarizzazioni
miocardiche): ciò è legato a diversi fattori quali il calibro delle coronarie, l'instabilità emodinamica durante alcune fasi dell'intervento, la presenza di coronarie intra-
miocardiche. La circolazione extracorporea venne utilizzata per la prima volta da
John Gibbon nel 1953: da allora diversi e rapidi progressi vennero compiuti per ren-
dere la metodica quanto più fisiologicamente biocompatibile.

In breve, la circolazione extracorporea (o bypass cardiopolmonare) è composta
da un ossigenatore, una pompa meccanica e una serie di tubi e cannule che compon-
gono il circuito necessario per poter drenare il sangue venoso e reimmeterlo nel circolo sistemico una volta ossigenato (Fig. 10.1). Esiste un numero enorme di studi che
hanno indagato, sia in passato che in tempi recenti, sui danni creati dalla circolazione extracorporea, quali soprattutto le alterazioni della via coagulativa e la risposta
infiammatoria. Nell'ultimo ventennio sono stati numerosi gli sforzi compiuti per
poter sviluppare dei sistemi il più possibile biocompatibili, per ridurre fino ad annul-
lare gli effetti deleteri della circolazione extracorporea. Oggi, infatti, i progressi
della cardiochirurgia sono da attribuire non solo alla comprensione sempre più fine
della fisiopatologia delle differenti cardiopatie o allo sviluppo di tecniche diagnostiche e chirurgiche più sofisticate, ma anche al miglioramento delle metodiche e dei
materiali dei sistemi di circolazione extracorporea (Fig. 10.2).

10

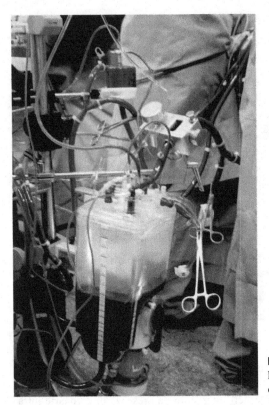

Fig. 10.2 Alcuni componenti della circolazione extracorporea: cardiotomo e ossigenatore

10.3.2
Incisione chirurgica

L'approccio standard negli interventi di bypass aorto-coronarico consiste nella stereotomia mediana longitudinale, in quanto garantisce al chirurgo un'ottima visuale e controllo del cuore e dei grossi vasi. Un'incisione alternativa è costituita dalla toracotomia (o minitoracotomia) anteriore sinistra eseguita al 4° o 5° spazio intercostale. Questo tipo di approccio viene prevalentemente utilizzato per interventi di bypass aorto-coronarico mono- o bivasale a cuore battente, senza l'ausilio della circolazione extracorporea (Fig. 10.3).

10.3.3
I condotti

La scelta dei condotti è largamente influenzata dall'età del paziente, dalla storia clinica, dalla coesistenza di particolari fattori di rischio (diabete mellito non compensato, broncopatia cronica ostruttiva, obesità), dalla disponibilità dei condotti e dalla preferenza del chirurgo. Di grande importanza, l'utilizzo di un condotto peduncolato

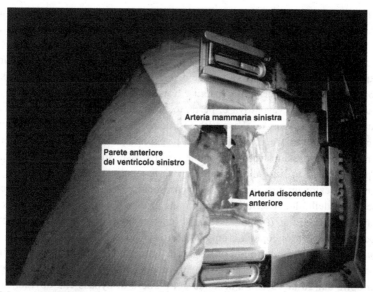

Fig. 10.3 Intervento di bypass aorto-coronarico a cuore battente in minitoracotomia sinistra

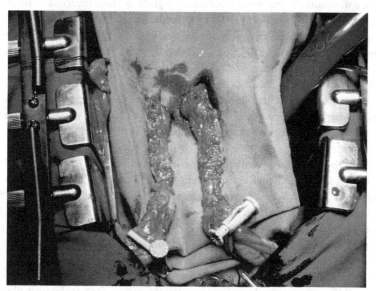

Fig. 10.4 Arteria mammaria interna sinistra e destra. Entrambe possono essere utilizzate per il confezionamento dei bypass aorto-coronarici

arterioso utilizzato per vascolarizzare una coronaria o un distretto coronarico ad alto flusso è stato chiaramente dimostrato migliorare la sopravvivenza a breve e lungo termine rispetto all'uso di un condotto venoso e, pertanto, dovrebbe essere sempre utilizzato laddove possibile (Fig. 10.4).

10

- *Arteria mammaria (toracica) interna*: rappresenta oggi, soprattutto l'arteria mammaria interna sinistra, il condotto di prima scelta per la rivascolarizzazione dell'arteria discendente anteriore. Ha origine dall'arteria succlavia omolaterale e decorre a livello della gabbia toracica percorrendo la linea parasternale lungo le articolazioni condrosternali. Possiede diversi piccoli rami intercostali che si anastomizzano con le arterie intercostali e termina biforcandosi.

  È un'arteria molto vasoattiva e, pertanto, fortemente sensibile sia a stimoli farmacologici che chirurgici. Vasodilatatori come papaverina, fenossibenzamina [8] o calcio-antagonisti e nitroglicerina [9] vengono utilizzati durante l'intervento per garantire massima vasodilatazione e alti flussi. Studi recenti confermano la superiorità dell'utilizzo di entrambe le arterie mammarie interne [10].

  Per il confezionamento dei bypass aorto-coronarici e in molti centri cardiochirurgici l'uso delle due arterie è diventato una pratica di routine in pazienti selezionati (età inferiore ai 70 anni, assenza di diabete mellito scompensato, assenza di obesità grave o broncopatia cronica ostruttiva) [11].

- *Vena safena*: è il condotto più utilizzato in aggiunta all'arteria mammaria interna (singola o doppia). Viene prelevata la vena grande safena per una lunghezza variabile dai 20 ai 40 cm, a seconda del numero di bypass che dovranno essere eseguiti. Dato che la vena safena possiede all'interno del lume delle valvole a "nido di rondine", una volta prelevato il segmento viene invertito in modo che il capo distale, cioè quello più vicino al piede, venga suturato a livello dell'aorta ascendente, mentre il capo prossimale (quello più lontano al piede) sia connesso con la coronaria: in questo modo il flusso ematico verso la coronaria non verrà ostacolato dalle valvole.

  La vena è meno sensibile agli agenti vasodilatanti o vasocostrittori e agli stimoli chirurgici e presenta una durata di gran lunga inferiore rispetto all'arteria mammaria interna: si stima ormai che in un periodo di 10 anni, mentre la percentuale di pervietà dell'arteria mammaria è superiore al 90%, quella della vena safena non superi il 70% (Fig. 10.5).

- *Arteria radiale*: questo condotto arterioso, definito da molti come alternativo alla vena safena, venne dapprima utilizzato nel 1973 da Carpentier, ma per un breve periodo e subito fu abbandonato a causa dei non soddisfacenti risultati ottenuti. Con il perfezionamento delle tecniche chirurgiche di prelievo, l'uso di questo condotto è stato rivalutato nel 1993 e da allora è sempre più usato nella pratica clinica e da alcuni proposto anche come valida alternativa all'arteria mammaria destra [12]. Essendo un condotto arterioso irrorante un distretto muscolare importante (l'avambraccio), possiede una tonaca media ricca in fibrocellule muscolari molto sensibili agli spasmi dati da stimoli farmacologici e chirurgici. L'arteria radiale è un condotto di recente utilizzo e anche se gli studi di *follow-up* sono inferiori rispetto a quelli riguardanti l'arteria mammaria e la vena safena, i dati disponibili dimostrano una pervietà a 10 anni superiore a quella della vena safena, ma su casi selezionati. L'utilizzo di questo condotto su coronarie di grosso calibro e con stenosi prossimali gravi ne garantirebbe una lunga pervietà.

- *Arteria gastroepiploica*: non viene utilizzata nella routine a causa delle difficoltà tecniche di prelievo (apertura dell'addome e del peritoneo) e dei risultati

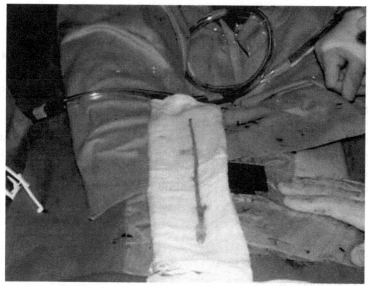

Fig. 10.5 Vena safena: è il condotto più utilizzato in aggiunta all'arteria mammaria interna

discordanti circa l'*outcome* a distanza. È stata utilizzata per la prima volta da Edwards nel 1973 [13] e successivamente da Pym [14]. Casistiche più corpose negli ultimi anni descrivono una pervietà del condotto pari a circa il 67% in 10 anni [15].

10.3.4
Esiti post-operatori

Si distinguono risultati peri-operatori e a lungo termine. I primi prendono in considerazione la mortalità ospedaliera o a trenta giorni, l'infarto miocardico peri-operatorio, accidenti cerebrovascolari, infezioni post-operatorie e *failure* di organi nobili (insufficienza epatica, insufficienza renale). I risultati a lungo termine vengono analizzati sulla base della pervietà dei graft, sulla ripresa di angina, sulla ricorrenza di nuovi eventi ischemici miocardici, sulla necessità di reintervento di bypass aorto-coronarico.

• *Risultati perioperatori*: la mortalità ospedaliera o a 30 giorni dopo il primo intervento di bypass varia tra 1 e 5% complessivamente, in una popolazione eterogenea. La maggior parte delle morti è correlata con l'insufficienza cardiaca o con l'infarto miocardico acuto. Anche i tempi di circolazione extracorporea, la protezione miocardica non efficace durante il clampaggio aortico e la *failure* precoce delle anastomosi sono responsabili di aumento della percentuale di morbilità e mortalità.

10

- *Risultati a lungo termine*: la sopravvivenza a lungo termine dipende molto dall'insorgenza di angina, dalla recidiva di infarti, dalla necessità di reintervento, dal grado di disfunzione ventricolare. Considerando i risultati complessivi di una popolazione eterogenea, la sopravvivenza a 10 anni varia tra il 50 e il 75%.

Dunque, la patologia coronarica rappresenta la malattia più diffusa nelle popolazioni industrializzate. L'intervento di bypass aorto-coronarico (l'operazione di chirurgia maggiore più eseguita in assoluto nei Paesi industrializzati) rappresenta oggi il *gold standard* per il trattamento della coronaropatia multivasale. Morbilità e mortalità peri-operatorie e a lungo termine sono molto buone. Inoltre, la tecnologia è fortemente sensibile allo sviluppo di *device* automatici innovativi per il confezionamento delle anastomosi, di nuovi materiali sempre più biocompatibili e di robot che nell'insieme potrebbero influenzare in maniera positiva i già eccellenti risultati.

10.4
Stenting carotideo

Il 20-40% degli ictus cerebrali è legato alla presenza di lesioni ateromasiche a livello delle arterie carotidee extracraniche [16]. Ampi studi randomizzati hanno dimostrato che la rimozione chirurgica dalla placca mediante endoarterectomia è superiore alla terapia medica antiaggregante nella prevenzione dell'ictus, in caso di lesioni realizzanti una stenosi superiore al 60% e in pazienti con sintomi neurologici correlabili alla lesione, e superiore al 70-80% in pazienti asintomatici [17-20]. Nel trattamento di stenosi carotidee extracraniche lo stenting dell'arteria carotidea (CAS: *Carotid Artery Stenting*) sta emergendo come alternativa all'endoarterectomia chirurgica (CEA: *Carotid EndoArterectomy*). Dopo il pionieristico approccio d'angioplastica carotidea con palloncino, eseguita nel 1981 da Mathias [20], oggi la quasi totalità dei trattamenti percutanei implica l'impianto di uno stent. Inizialmente il trattamento con stent era riservato a pazienti con stenosi carotidee significative che presentavano un aumentato rischio operatorio che poteva essere dovuto, tra l'altro, all'occlusione della carotide controlaterale, alla presenza di lesioni molto distali difficilmente raggiungibili dal chirurgo, ad anomalie anatomiche come il collo taurino e a comorbilità cardiache e/o polmonari gravi. Dalla metà degli anni Novanta si è verificato un radicale cambiamento delle indicazioni allo stenting carotideo: da quelle inizialmente assai restrittive, si è giunti a un'applicazione elettiva per quasi tutti i pazienti con solo poche controindicazioni, quali la presenza di trombo fresco o di lesioni critiche distali e intracraniche. L'ampliamento delle indicazioni è dovuto a una progressiva riduzione delle complicanze neurologiche peri-procedurali, che a sua volta è principalmente legata a due fattori: il primo è la messa a punto della tecnica di stenting, mentre il secondo è l'utilizzo di sistemi di protezione cerebrale. Infatti, nei più recenti studi pubblicati, tutti con l'impiego di protezione cerebrale, è stata riscontrata una bassa incidenza di stroke e morte, confrontabile con i migliori risultati riportati per il trattamento chirurgico.

10.4.1
Tecnica dello stenting carotideo

Il gruppo del cardiologo Gary Roubin, prima in Alabama e adesso a New York, ha il merito di aver migliorato notevolmente la tecnica dello stenting carotideo, con l'utilizzazione d'introduttori lunghi avanzati in carotide comune per la visualizzazione della stenosi con mezzo di contrasto e di guide e palloncini a più basso profilo usati per l'interventistica coronaria. Tutti gli aspetti tecnici dello stenting carotideo brevemente discussi in seguito vogliono proporre soluzioni di trattamento adeguate a ridurre al minimo il rischio di complicanze periprocedurali.

- *Accesso vascolare*: si preferisce l'accesso dall'arteria femorale che consente una più facile incannulazione delle carotidi comuni. Solo in caso d'occlusione delle femorali o insuccesso d'incannulazione della carotide comune dalle femorali si utilizza l'accesso brachiale. In tal caso, usiamo la brachiale destra per il trattamento della carotide sinistra e la brachiale sinistra per quello della carotide destra.

- *Cateteri diagnostici*: l'incannulazione selettiva dell'arteria carotide comune mediante catetere diagnostico è necessaria sia per l'acquisizione di adeguate immagini angiografiche, che per l'avanzamento di guide di supporto. Solitamente si utilizzano cateteri tipo Judkins curva destra. L'angiografia carotidea è parte integrante dell'intervento di CAS e deve essere eseguita con la massima cura, per ridurre al minimo l'incidenza di complicanze tromboemboliche. È necessario ricordare che in più del 25% delle angiografie cerebrali diagnostiche sono state documentate con la risonanza magnetica lesioni cerebrali focali. Tali lesioni, generalmente del tutto asintomatiche, sono verosimilmente attribuibili a dislocazione di frammenti di placca dall'arco aortico e dagli osti delle arterie carotidee. Viene consigliato, almeno nei primi casi d'angioplastica, di eseguire un'angiografia intracranica nelle due proiezioni antero-posteriore e laterale prima dell'intervento. Si ottengono così informazioni su eventuali lesioni stenotiche intracraniche e un'immagine basale della vascolarizzazione intracranica, che può essere molto utile nella risoluzione di complicazioni emboliche.

- *Accesso in arteria carotide comune*: il fattore più decisivo per il successo tecnico di una procedura di CAS è costituito dalla possibilità di ottenere l'accesso all'arteria carotide comune con un introduttore lungo o un catetere guida. In tutte le esperienze pubblicate, la prima causa d'insuccesso procedurale è l'impossibilità di avanzare un introduttore o catetere guida nell'arteria carotide comune a causa di un difficile *take-off* dal tronco anonimo o dall'arco aortico o di importanti *kinking* o *coiling* della carotide comune stessa.

- *Sistemi di protezione*: studi con il Doppler transcranico hanno dimostrato che lo stenting carotideo è associato a una maggiore embolizzazione di frammenti rispetto all'endoarterectomia chirurgica. Per ridurre la possibilità di queste embolizzazioni, che possono causare complicanze neurologiche peri-procedurali, sono stati proposti diversi sistemi di protezione cerebrale. Il primo sistema, un palloncino di occlusione distale, fu sviluppato e usato per la prima volta nel 1990 da Theron. Attualmente sono utilizzati 3 diversi approcci per la protezione

10

cerebrale: due sistemi di protezione distale, quali i palloncini occlusivi distali e i filtri, e la protezione prossimale con occlusione delle carotidi comune ed esterna. L'analisi istopatologica dei detriti raccolti con i vari sistemi di protezione ha dimostrato che si tratta di frammenti di placca ateromasica dislocata durante lo stenting carotideo.

- *Impianto dello stent*: salvo che nel caso di trattamento di ristenosi intrastent, attualmente tutte le procedure d'angioplastica carotidea prevedono l'impianto elettivo di uno stent. Grazie allo stent si ottengono ottimi risultati immediati e a lungo termine, superiori all'angioplastica con palloncino semplice. Da un'iniziale strategia di pre-dilatazione seguita dall'impianto dello stent si è passati per la maggior parte delle lesioni allo stenting diretto. Solo in caso di lesioni molto gravi (>90%) o calcifiche che possono far prevedere un difficile passaggio o espansione dello stent si effettua una pre-dilatazione con palloncini coronarici di diametro di 3,5-4,0 mm. Si utilizzano in genere stent di diametro tra 6 e 9 mm prendendo come riferimento il diametro dell'arteria carotide comune distale. La lunghezza degli stent varia dai 30 ai 40 mm e, al contrario di quanto dimostrato per lo stenting coronarico, non esistono dati che indichino una relazione tra lunghezza e ristenosi. Lo stent è posizionato meno distalmente possibile, pur garantendo copertura dell'intera stenosi e, nella maggioranza dei casi, in modo da coprire la biforcazione con l'origine della carotide esterna. Dopo l'impianto in quasi la totalità dei casi è necessaria una post-dilatazione dello stent con palloncino. Questa parte della procedura comporta un importante rischio d'embolizzazione di materiale; con l'ecografia transcranica è stato rilevato il più elevato numero di segnali proprio durante la post-dilatazione. Per ridurre il rischio d'embolizzazione si effettua un unico breve gonfiaggio.

Prima dello stenting carotideo, solitamente si procede alla somministrazione di aspirina 100-325 mg e ticlopidina (250 mg due volte al dì, iniziata almeno 3 giorni prima della procedura) o clopidogrel (75 mg al giorno, se iniziato il giorno prima della procedura, oppure 300 mg, se somministrato immediatamente prima della procedura); durante l'esecuzione viene invece somministrata eparina 70-100 U/Kg mantenendo l'ACT (tempo di coagulazione) tra 250 e 350 secondi. A fine procedura è consigliabile ripetere un ACT. Successivamente si continua la terapia con aspirina a tempo indeterminato e ticlopidina o clopidogrel per 1 mese. L'uso di farmaci inibitori della glicoproteinaIIb/IIIa è sconsigliato durante lo stenting carotideo.

Bibliografia

1. Beck C (1935) The development of a new blood supply to the heart by operation. Ann Surg 102:801-813
2. Vineberg AM, Miller G (1951) Internal mammary coronary anastomosis in the surgical treatment of coronary artery insufficiency. Can Med Assoc J 64:204-210
3. Bailey CP, May A, Lemmon WM (1957) Survival after coronary endarterectomy in man. JAMA 164:641-646
4. Longmire WP Jr, Cannon JA, Kattus AA (1958) Direct-vision coronary artery endoarterec-

tomy for angina pectoris. N Engl J Med 259:993-999

5. Gibbon JH Jr (1954) Application of a mechanical heart and lung apparatus to cardiac surgery. Minn Med 37:171-185

6. Senning A (1961) Strip grafting in coronary arteries: report of a case. J Thorac Cardiovasc Surg 41:542-549

7. Sones FM Jr, Shirey EK (1962) Cine coronary arteriography. Mod Concepts Cardiovasc Dis 31:735-738

8. Mussa S, Guzik TJ, Black E et al (2003) Comparative efficacies and durations of action of phenoxybenzamine, verapamil/nitroglycerin solution, and papaverine as topical antispasmodics for radial coronary bypass grafting. J Thorac Cardiovasc Surg 126:1798-1805

9. Formica F, Ferro O, Brustia M et al (2006) Effects of papaverine and glycerilnitrate-verapamil solutionas topical and intraluminal vasodilators for internal thoracic artery. Ann Thorac Surg 81:120-124

10. Lytle BW, Blackstone EH, Loop FD et al (1999) Two internal thoracic artery grafts are better than one. J Thorac Cardiovasc Surg 117:855-872

11. Stevens LM, Carrier M, Perrault LP et al (2004) Single versus bilateral internal thoracic artery grafts with concomitant saphenous vein grafts for multivessels coronary artery bypass grafting: Effects on mortality and event-free survival. J Thorac Cardiovasc Surg 127:1408-1412

12. Acar C, Farge A, Chardigny C et al (1993) Use of the radial artery for coronary artery bypass. A new experience after 20 years. Arch Mal Coeur Vaiss 86:1683-1689

13. Edwards WS, Blakley WR, Lewis CE (1973) Technique of coronary bypass with autogenous arteries. J Thorac Cardiovasc Surg 65:272-275

14. Pym J, Brown PM, Charrette EJP, Parker JO (1987) Gastroepiploic coronary anastomosis. A viable alternative bypass graft. J Thorac Cardiovasc Surg 94:256-259

15. Caputo M, Reeves B, Marchetto G et al (2003) Radial artery versus right internal thoracic artery as a second arterial conduit for coronary artery surgery: early and midterm outcomes. J Thorac Cardiovasc Surg 126:39-47

16. Heart Disease and Stroke Statistics – 2008 Update. Dallas, Texas: American Heart Association

17. Barnett HJ, Taylor DW, Eliasziw M et al (1998) Benefit of carotid endarterectomy in patients with symptomatic moderate or severe stenosis: North American Symptomatic Carotid Endoarterectomy Trial Collaborators. N Engl J Med 339:1415-1425

18. Executive committe for the Asymptomatic Carotid Atherosclerosis Study (1995) Endarterectomy for asymptomatic carotid artery stenosis. JAMA 273:1421-1428

19. Hobson RW, Weiss DG, Fields WS et al (1993) Efficacy of carotid endarterectomy for asymptomatic carotid stenosis: the Vetereans Affairs Cooperative Study group. N Engl J Med 328:221-227

20. Mathias K (1981) Perkutane transluminale Katheterbehandlung supraaortaler Arterienobstruktionen. Angio 3:47-50

Conclusioni

Negli ultimi anni è ormai stato acquisito il concetto che il meccanismo responsabile degli eventi acuti coronarici e cerebrovascolari sia dovuto al progressivo accrescimento, progressione e destabilizzazione di una placca aterosclerotica con formazione di un trombo occludente o con l'embolizzazione di parti di questo a distanza. La composizione morfologica della placca aterosclerotica, più che il grado di stenosi, appare determinante nel produrne la rottura e la trombosi che ne consegue. Le caratteristiche istologiche di vulnerabilità sono rappresentate da un grosso *core* lipidico, un cappuccio fibroso sottile, un'emorragia intraplacca e un infiltrato infiammatorio ricco in cellule monocitarie e macrofagiche. Purtroppo ancora oggi la capacità nel riconoscere pazienti a rischio di sviluppare eventi cerebrovascolari maggiori rimane estremamente limitata, sebbene in questi ultimi anni, con lo sviluppo di nuove metodiche (quali l'ecografia intravascolare con termografia, la tomografia a coerenza ottica, la spettroscopia a fotoni e l'elastografia), sia possibile determinare la composizione tessutale della lesione aterosclerotica. La metodica di immagine ecografica è estremamente utile per un primo screening di individuazione dei pazienti portatori di lesioni aterosclerotiche stenosanti del circolo carotideo. L'impiego di routine di software che si avvalgono dell'analisi quantitativa della scala dei grigi o dell'analisi integrata degli echi riflessi recentemente sviluppati, sebbene di grande valenza nel riconoscimento di lesioni vulnerabili, sono in attesa di una validazione clinica su larga scala e risultano ancora di difficile integrazione nella pratica clinica per la loro complessità. Vi è inoltre da considerare che essendo la prevalenza di soggetti ad alto rischio bassa nella popolazione generale, la problematica di sensibilità e specificità di una metodica per il riconoscimento di una lesione vulnerabile risulta maggiormente amplificato. In considerazione che nessun test è così sensibile e specifico, vi è ancora un'alta percentuale di errori diagnostici, con numerosi falsi positivi e negativi. Tuttavia, la sensibilità e la specificità nel riconoscere lesioni aterosclerotiche complesse possono oggi essere migliorate, affiancando alle tecniche di immagine delle batterie di marker bioumorali di rischio facilmente ottenibili e riproducibili. Tale informazione potrebbe risultare di notevole ausilio per stabilire non solo la "placca a rischio", ma soprattutto il "paziente a rischio" di sviluppare un evento cere-brovascolare acuto. Bisogna ricordare, inoltre, che circa la metà dei primi eventi car-diovascolari (ivi compresa la morte cardiaca improvvisa) sopraggiunge in persone completamente asintomatiche, nelle quali lo screening dell'aterosclerosi, seguito da una terapia appropriata, può sicuramente ridurre il rischio cardiovascolare. Anche la coronarografia quantitativa, sebbene invasiva, ha dimostrato chiaramente l'utilità della valutazione della progressione della malattia aterosclerotica e dell'efficacia della terapia istituita. In definitiva, è questo il ruolo più importante di tali mezzi dia-gnostici: la possibilità di ottenere informazioni abbastanza dettagliate sullo stato di salute dei vasi e, quindi, di studiare in maniera molto più accurata il rischio cardio-vascolare globale del paziente, per poter intervenire in maniera preventiva e ridurre gli eventi cardiovascolari. Con lo sviluppo delle tecniche non invasive di diagnostica per immagini stiamo assistendo all'inizio di una nuova era per gli studi clinici sull'a-terosclerosi. Queste tecniche offrono l'opportunità di condurre studi clinici con coor-ti di dimensioni inferiori rispetto a quelle richieste per i *trial* con l'obiettivo prima-rio di dimostrare una riduzione degli eventi clinici e possono risultare, di conseguen-za, utili per il contenimento della spesa sanitaria. Inoltre, lo sviluppo di nuovi farma-ci per la cura dell'aterosclerosi si potrà avvalere del perfezionamento di tecniche di diagnostica per immagini. Infatti, non solo si potranno ridurre i costi necessari per sostenere la conduzione di grandi studi clinici, ma sarà possibile anche accelerare lo sviluppo e il perfezionamento di farmaci potenzialmente salvavita, snellendone il processo di immissione sul mercato. Di contro, farmaci che dovessero risultare inef-ficaci potrebbero essere abbandonati in una fase precoce del loro sviluppo, evitando così studi costosi e di lunga durata. Pertanto, se le tecniche di diagnostica per imma-gini della placca aterosclerotica non deluderanno le aspettative, la loro applicazione potrà essere vantaggiosa sia per la comunità che per il singolo paziente.

Glossario

Angina pectoris (detta anche "classica" o "da sforzo")
Dolore toracico parossistico con sensazione di soffocamento e di morte imminente, dovuto nella maggior parte dei casi ad anossia miocardica (insufficiente ossigenazione del muscolo cardiaco), causata da una transitoria diminuzione del flusso sanguigno (ischemia) attraverso le arterie coronariche, determinata da sforzi o da eccitazioni

Angina stabile
È una tipologia di angina, ovvero di dolore toracico. Il decorso cronico è la forma più frequente di angina pectoris

Angina instabile o sindrome coronarica acuta
Si intende una moltitudine di sintomi appartenenti alla cardiopatia ischemica, di un'insorgenza o peggioramento di una angina riscontrata nei due mesi precedenti. Essa viene distinta dall'infarto del miocardio senza sovraslivellamento del tratto ST per via di assenza di aumento dei marcatori sierologici e di necrosi miocardica

Angioplastica
Consiste nel dilatare i restringimenti delle arterie coronarie o di segmenti vascolari mediante cateteri a palloncino; il gonfiaggio del palloncino provoca lo schiacciamento della placca verso le pareti del vaso, rendendolo più ampio e riducendone il restringimento

Arteriosclerosi
Indurimento (sclerosi) della parete arteriosa che compare con il progredire dell'età. È la conseguenza dell'accumulo di tessuto connettivale fibroso a scapito della componente elastica

Aterosclerosi
È una malattia infiammatoria cronica delle arterie di grande e medio calibro che si instaura a causa dei fattori di rischio cardiovascolare: fumo, ipercolesterolemia, diabete mellito, ipertensione, obesità, iperomocisteinemia; si sospetta che possano esservi anche altre cause, in particolare di natura infettiva e immunologica. Anatomicamente, la lesione caratteristica dell'aterosclerosi è l'ateroma o placca aterosclerotica, ossia un ispessimento dell'intima (lo strato più interno delle arterie, che è rivestito dall'endotelio ed è in diretto contatto con il sangue) delle arterie dovuto principalmente all'accumulo di materiale lipidico (grasso) e a proliferazione del tessuto connettivo

Aterosclerosi. Francesco Broccolo
© Springer-Verlag Italia 2010

Embolo
Coagulo o tappo proveniente da un altro vaso e spinto in un vaso più piccolo che ne risulta ostruito

Ictus cerebrale
Condizione a inizio improvviso, causata da una lesione vascolare acuta del cervello, quale un'emorragia, una trombosi, un'embolia o la rottura di un aneurisma, che può essere caratterizzata da emiplegia o emiparesi, vertigini, stordimento, afasia e disartria; spesso è seguito da un danno neurologico permanente

Infarto
Area di necrosi coagulativa in un tessuto dovuta a un'ischemia locale che avviene per l'ostacolo alla circolazione in quell'area, più comunemente per un trombo o per un embolo

Infarto miocardico
È la necrosi ischemica del tessuto cardiaco, solitamente su base ateromatosa coronarica con stenosi grave

Ischemia
È una riduzione dell'apporto di sangue con un risultante danno o disfunzione del tessuto

Parodontopatia
Il termine "malattia parodontale" deriva dalle parole greche *peri* (intorno) e *odous* (dente) e si riferisce a un gruppo di condizioni patologiche che coinvolgono in senso infiammatorio-infettivo il parodonto, organo che sostiene e collega il dente al proprio alveolo. Le parodontopatie sono molto comuni nella popolazione. Le strutture parodontali comprendono la *gengiva*, parte di mucosa masticatoria che ricopre i processi alveolari e circonda i denti, il *cemento radicolare*, tessuto mineralizzato specializzato che ricopre le radici dei denti, il *legamento parodontale*, tessuto connettivale che congiunge il cemento radicolare all'osso alveolare e l'*osso alveolare* stesso, che forma l'apparato di sostegno e di attacco degli elementi dentari. Fino a quando il processo patologico rimane confinato a livello gengivale, interessando solo la componente epiteliale e connettivale, si parla di *gengivite* ma, nel momento in cui viene raggiunto il tessuto osseo, si assiste al viraggio da gengivite a "parodontite"

Placca stabile
Nella placca "stabile" il cappuccio fibroso è spesso e solido, cosicché la placca continua a crescere fino a diventare occlusiva per sé o perché il rallentamento del flusso è tale che a un certo punto si forma un piccolo trombo che completa l'occlusione dell'arteria. Questo tipo di placca, comunque, proprio perché la sua crescita è molto lenta, permette alla circolazione di quella zona di "riorganizzarsi", con potenziamento di una circolazione parallela, cosiddetta "collaterale". Se questa circolazione è efficace, allora l'occlusione del vaso colpito dalla placca può addirittura passare asintomatica, perché il flusso sanguigno è comunque garantito alla zona dalla circolazione collaterale

Placca instabile
Le placche cosiddette "instabili" sono relativamente di piccole dimensioni, anch'esse formate da un *core* lipidico, ma con un sottile cappuccio fibroso. Queste placche, pur non compromettendo grazie alle loro dimensioni la circolazione in modo importante, sono le più pericolose, perché facili alla rottura del cappuccio fibroso. Quando il materiale contenuto all'interno della placca (il *core*

lipidico) entra in comunicazione con il sangue, si innesca rapidamente un processo che porta alla formazione di un trombo. Se il vaso è molto piccolo (come nei vasi del cuore) o il trombo è grosso, il vaso si occlude rapidamente. Poiché queste placche sono solitamente di piccole dimensioni, non provocano lo sviluppo della circolazione collaterale e l'ostruzione del vaso non viene compensata dagli altri vasi collaterali: così il flusso di sangue arterioso in quella zona si arresta improvvisamente, con conseguente infarto della zona colpita, cioè la morte dei tessuti che non ricevono più ossigeno. È stato stimato che, mentre solo il 10% degli infarti miocardici acuti sarebbe provocato da placche stabili, il restante 90% sarebbe riconducibile alla rottura delle placche instabili. Queste placche sono quasi sempre asintomatiche, fino a ché non si complicano, e solitamente non sono riconoscibili allo studio angiografico

Stent
Piccolo tubicino di metallo traforato, con parete sottile, fissato su un palloncino che, gonfiandosi, lo apre e lo rilascia nell'arteria. Lo stent si ricoprirà nell'arco di pochi mesi di un nuovo strato di cellule del vaso e rimarrà per sempre in quella posizione. Lo stent ha la funzione di riparare le irregolarità del vaso e di mantenerlo aperto nel caso di occlusioni acute naturali o comparse dopo dilatazione con catetere a palloncino; soprattutto, riduce in maniera significativa la probabilità che il vaso si restringa nuovamente (restenosi); da circa il 40-50% a circa il 10-20% delle evenienze. Qualora si riformi il restringimento nella sede trattata o se ne sviluppino di nuovi in altri vasi, è possibile in buona parte dei casi e se le condizioni cliniche-anatomiche lo consentono procedere a una nuova angioplastica

TIA (*Transient Ischemic Attack*)
Brevi attacchi (da alcuni minuti ad alcune ore) di disfunzione cerebrale di origine vascolare, senza deficit neurologico persistente. Si associano più spesso a malattie vascolari occlusive, specie nel territorio di distribuzione della carotide e della basilare

Trombo
Aggregazione dei fattori del sangue, principalmente di piastrine e fibrina, che inglobano gli elementi cellulari, che frequentemente provoca un'ostruzione vascolare al punto della sua formazione

Finito di stampare nel mese di febbraio 2010